现代口腔黏膜病学
规范诊疗手册

"十三五"国家重点出版物出版规划项目

北大医学口腔临床规范诊疗丛书

现代口腔黏膜病学规范诊疗手册

主　　编　华　红

编　　者　（按姓名汉语拼音排序）

　　　　　韩　莹　胡晓晟　华　红　李春蕾

　　　　　刘　洋　魏　攀　闫志敏　郑利光

　　　　　周培茹

主编助理　李春蕾

北京大学医学出版社

XIANDAI KOUQIANG NIANMOBINGXUE GUIFAN
ZHENLIAO SHOUCE

图书在版编目（CIP）数据

现代口腔黏膜病学规范诊疗手册 / 华红主编. —北京：
北京大学医学出版社，2022.10
ISBN 978-7-5659-2715-7

Ⅰ.①现… Ⅱ.①华… Ⅲ.①口腔黏膜疾病—诊疗—
手册 Ⅳ.①R781.5-62

中国版本图书馆CIP数据核字（2022）第155405号

现代口腔黏膜病学规范诊疗手册

主　　编：华　红
出版发行：北京大学医学出版社
地　　址：（100191）北京市海淀区学院路38号　北京大学医学部院内
电　　话：发行部 010-82802230；图书邮购 010-82802495
网　　址：http：//www.pumpress.com.cn
E-mail：booksale@bjmu.edu.cn
印　　刷：北京信彩瑞禾印刷厂
经　　销：新华书店
策划编辑：董采萱
责任编辑：董采萱　责任校对：靳新强　责任印制：李　啸
开　　本：889 mm × 1194 mm　1/32　印张：7　字数：200千字
版　　次：2022年10月第1版　2022年10月第1次印刷
书　　号：ISBN 978-7-5659-2715-7
定　　价：60.00元

　　20年前，北京医科大学口腔医学院（现北京大学口腔医学院）先后编写出版了《现代口腔科诊疗手册》和"口腔临床医师丛书"。这两套书籍因其便于携带、易于查阅、实用性强的手册形式，言简意赅、富有科学性和指导性的编写风格，受到了广大读者的欢迎和喜爱。其间，我收到了很多读者和一些作者的反馈，北京大学医学出版社的领导也多次向我提出，希望北京大学口腔医学院再次启动丛书的修订再版。

　　时隔20年，口腔医学发生了翻天覆地的变化，新理论、新知识、新技术、新材料不断涌现。随着显微根管治疗和现代口腔种植技术的广泛应用，现代牙体牙髓治疗和口腔修复与传统的"补牙"和"镶牙"已经不是一个概念；部分以手工操作为主的技工室已经被全自动化的无人车间所替代。数字化技术的广泛应用显著提高了口腔疾病诊疗的质量和效率。口腔医生需要及时更新自己的知识，不断"充电"，才能跟上口腔医学知识和技术的快速发展，才能满足口腔疾病诊治的需要。我们编写出版的诊疗手册也理所当然地要反映出这些年口腔医学领域的新进展。

　　基于此，北京大学口腔医学院组织专家修订了丛书，更名为"北大医学口腔临床规范诊疗丛书"，内容扩展为10个分册，涵盖口腔临床医学的各个专科，使其更为系统和完整。本着规范与创新相结合的原则，这套丛书既重点叙述经典的诊疗规范，也适当介绍前沿新概念、新知识和新技术的临床应用。在保持简便实用的手册风格的基础上，采用现代图书出版的数字化技术，大大增强了丛书的可读性。通过这一系列的更新和改进，新手册将以崭新的面貌呈现在广大读者面前，也将再次得到大家的欢迎和喜爱。可喜的是，这套丛书还顺利入选

"十三五"国家重点出版物出版规划项目，并得到了国家出版基金的资助。

北京大学口腔医学院（北京大学口腔医院）是国际上规模最大的口腔专科医院，是国家口腔医学中心，也是我国建院历史悠久、综合实力一流的口腔医学院校，长期以来发挥着口腔医学界领头羊的作用。参加本套丛书编写的作者都是活跃在临床一线的口腔医学专家，具有丰富的临床和教学经验。由他们编写而成的诊疗手册具有很强的权威性、指导性和实用性。

衷心祝贺"北大医学口腔临床规范诊疗丛书"出版面世，祝贺北京大学口腔医学院在打造口腔医学诊疗手册传世精品的道路上迈出了雄健的步伐！也诚挚地把这套手册推荐给我们的口腔医学同道。

俞光岩

北京大学口腔医学院编写的《现代口腔科诊疗手册》和"口腔临床医师丛书"小巧实用，便于随身携带查阅，出版以来，深受广大口腔医师欢迎，成为口腔医师的良师益友。为了适应口腔医学的不断发展，提升丛书质量，使丛书能够更好地服务于临床工作，满足不断增长的口腔医师临床工作的需求，我们对丛书进行了更新，并更名为"北大医学口腔临床规范诊疗丛书"。

"北大医学口腔临床规范诊疗丛书"共包含 10 个分册，即《现代口腔颌面外科学规范诊疗手册》《现代口腔修复学规范诊疗手册》《现代口腔正畸学规范诊疗手册》《现代牙体牙髓病学规范诊疗手册》《现代牙周病学规范诊疗手册》《现代儿童口腔医学规范诊疗手册》《现代口腔黏膜病学规范诊疗手册》《现代口腔全科医学规范诊疗手册》《现代口腔颌面医学影像学规范诊断手册》和《现代口腔颌面病理学规范诊断手册》。这套手册内容涵盖了口腔临床的各个专科，成为一套系统、完整的口腔医学诊疗手册。为适应住院医师规范化培训需求，此次修订增加了口腔颌面医学影像学、口腔颌面病理学和口腔全科医学方面内容的三个分册。

近年来，口腔临床医学得到了很大发展。数字化口腔医学技术在临床中普遍应用，口腔医学新知识、新技术和新疗法不断涌现并逐步成熟。这套手册在介绍经典诊疗规范的同时，注意适当介绍前沿新概念、新知识和新技术的临床应用，以保证整套手册内容的先进性。在编写方式上，本版手册尝试采用了现代图书出版的数字化技术，既丰富了内容，也使内容的呈现方式更加多元化，明显提高了本套丛书的可读性与临床实用性。这些新编写方式的采用既给编者们提供了更多展示手册内容的手段，也提出了新的挑战。感谢各位编委在繁忙的工作中适应新的要求，为这套手册的编写所付出的辛勤劳动和智慧。

这套手册是在北京大学口腔医学院前两套手册基础上的传承，感谢前辈们为这套手册的出版所做出的贡献。中华口腔医学会原会长俞光岩教授担任丛书顾问并作序，提出了宝贵的修改意见。这套手册的修订也得到了北京大学医学出版社的大力支持。在此，向所有为丛书编写出版做出努力和贡献的同仁致以崇高的敬意！

由于丛书编写涉及口腔各专科领域，各专科存在交叉重叠情况，编写人员专业特长不同，加之水平有限，书中难免存在不足之处，敬请广大读者给予批评指正！

郭传瑸

前　言

　　口腔黏膜病（oral mucosal disease）是指发生在口腔黏膜及口腔软组织的除肿瘤以外的疾病。随着社会经济的发展、环境的改变，特别是随着人口老龄化进程的加速，口腔黏膜病患病率明显上升，患复杂全身系统性疾病的黏膜病患者也逐年增多。口腔黏膜病病因复杂，临床表现多种多样，虽属口腔常见疾病，但由于国内口腔黏膜病学发展尚不均衡，基层口腔医师缺乏规范、系统的口腔黏膜病诊治训练。准确的诊断、处置口腔黏膜病是当代口腔医学生、全科口腔医师以及口腔黏膜专业医师的重要任务之一。此外，现代科学技术发展以及循证医学在临床实践中的不断应用，促进了口腔黏膜病规范诊治的长足发展。为适应上述变化，不断提高基层口腔医师正确诊断、鉴别诊断及处置常见口腔黏膜病的能力，降低口腔黏膜病对健康的危害，我们编写了本手册。

　　参加本书编写的作者均为北京大学口腔医院口腔黏膜病科的中青年专家，他们长期工作在医疗、教学、科研一线，临床诊治规范、经验丰富，并积极吸收本专业及相关交叉专业国内外的新技术、新进展。编写内容包括常见口腔黏膜病诊断依据、检查方法和治疗措施，同时增加了近年来口腔黏膜病诊断与治疗的新观念、新技术以及防治新进展等。希望本书既能反映口腔黏膜病的"三基"内容，又能体现学科发展中先进且适宜的临床新技术。

　　本手册的编写以解决临床实际问题为目的，紧密结合临床实践，尽可能做到内容丰富、实用新颖，文字叙述简明扼要，适于基层口腔医师和医学院校师生阅读参考。

　　由于编写时间仓促，书中难免存在不足之处，敬请同行不吝赐教，以便再版时及时纠正。

华　红

目　录

第一章

口腔检查与治疗计划

随着人口老龄化及各种慢性疾病患者的增加，在口腔诊疗过程中，收集特定患者群体相关医疗信息可以为口腔疾病管理或口腔卫生保健措施的制定及实施提供有价值的信息。这些信息也能够间接反映社会生活以及医学水平的变化，以便更好地为患者提供临床适宜诊疗技术。本章节重点介绍在口腔黏膜病临床诊疗过程中，收集患者全身情况及口腔情况各项相关信息的基本原理和方法，以及如何利用这些信息设计相关的治疗措施。

第一节　病史采集

病史采集的主要手段是问诊，也包括查阅患者的各种病历资料。病史的主体是症状，症状的特点及其发生、发展与演变情况对于形成诊断起重要作用。病史采集要全面系统，资料真实可靠，病史要反映出疾病的动态变化及个体特征。

问诊是医师通过对患者或相关人员的系统询问获取病史资料，经过综合分析而作出临床判断的一种诊法。通过问诊所获取的资料对于了解疾病的发生、发展，诊治经过，既往健康状况和曾患疾病的情况，以及后续的诊断具有极其重要的意义，也为随后对患者进行体格检查和各种诊断性检查的安排提供了最重要的信息。忽视问诊会使病史资料残缺不全，病情了解不够详细、准确，往往造成临床工作中的漏诊或误诊。对于病情复杂而又缺乏典型症状和体征的病例，深入、细致的问诊就更为重要。

一、病史采集的重要意义

1. 全面翔实的病史采集有助于评估和监测患者的全身状况，以及发现潜在的、患者并没有认识到的全身问题。

2. 初步评价患者的全身情况对现有的口腔疾病和后续诊断与治疗产生的重要影响。

3. 评价患者口腔治疗是否会对全身健康有影响，或患者全身状态是否对口腔诊治有影响。

二、病史采集的主要内容

1. 患者的一般信息及人口学资料　患者的姓名、年龄、性别、种族、地址、电话号码、身份证明信息、患者联系人等。

2. 患者的主诉　主诉是患者就诊的主要症状，一般少于 20 个字。记录的内容包括症状 + 部位 + 持续时间，尽量口语化而避免使用医学专用词汇或术语。

3. 现病史　现病史是主诉的详细情况或具体发展过程，如起病的急缓与患病时间，主要症状的特点（出现的部位、性质、持续时间、程度、加重或缓解因素），发病的病因或诱因，病情的发展与演变（主要症状的变化及新出现的症状），伴随症状（包括重要的阴性症状），诊治经过（治疗药物或方法、剂量、疗程、效果），病后的全身状态（精神、食欲、体重、大小便、睡眠等），特殊职业以及吸烟饮酒史等。现病史采集过程中，患者可能叙述得不够全面，需要医生的引导和询问，以完善其现病史。要重点询问起病情况（时间、症状、急缓、诱因、病因等）、主要症状及特点、病情的发展和演变、伴随症状、诊治经过和疗效等。

4. 既往史　既往史是指患者平素的身体健康状况和过去的患病情况，又称为过去病史，主要包括两个方面。

（1）既往健康状况：患者既往的健康状况与当前疾病可能有一定的联系，所以可作为分析、判断病情的参考依据。

（2）既往患病情况：既往患病情况是指患者过去曾患疾病的情

况，曾经患过的疾病可能与现患疾病有密切的关系，因而对诊断疾病有一定的参考价值。同时，询问既往史的同时还应注意了解既往外科手术史、药物及食物的过敏史、传染病及地方病史等。患者既往所患某些疾病经治疗之后，症状虽已消失，但可能尚未根除，某些诱因常可导致旧病复发，从而与现患病症有着密切关系。总而言之，主要是了解既往的疾病情况对目前病情发生和发展的影响。

5. 家族史　家族遗传性疾病发病情况，特别是家族中与本疾病发病症状相关疾病的情况，要重点记录或了解。

（1）家族遗传性疾病发病情况：有些遗传性疾病可出现口腔或口腔黏膜特有的症状或体征，例如白色海绵状斑痣、外胚层发育不全等。

（2）患者直系亲属患病情况：记录患者直系亲属（包括父母、兄弟姐妹以及子女）所患有的严重系统性疾病情况，尤其是有遗传背景的疾病（例如某些种类的癌症、高血压、糖尿病等）以及患者的直系亲属是否还健在、死亡原因。以上信息将有助于帮助口腔医师预测和判断患者的全身健康情况和预后。

6. 全身状况　包括生命体征（体温、呼吸、脉搏、血压）、营养状态、意识状态、面容与表情等。可根据口腔疾病特点，重点记录患者的全身健康信息，以便更清楚地了解患者的健康情况。

三、病史采集形式

病史采集是评价患者身体状况以及疾病初步诊断的重要环节。国内外病史采集的主要形式包括：临床医师直接与患者交流询问获得、让患者自己填写预先打印好的调查问卷或两者结合起来。以上这些方法各有利弊。

1. 直接询问　临床医生基于自己的医学知识以及患者的口腔和系统疾病的表现，来引导患者提供更详尽的、有针对性的信息（疾病如何发生、如何进展、对治疗的反应以及其他相关症状）。通过直接询问的方式，临床医生可以获取更多有关患者个人的独特且有针对性的病史，也有助于医患沟通和改善医患关系。直接询问病史也有助于后期对患者进行口腔知识宣教，了解患者就诊期望等。在交流过程中医生要富有同情心，注意与患者的交流方式，使患者能够充分地表达就诊需求以及对诊治的期望。该采集方式的优点是直接、有效，能满足双方的需求。医患直接沟通仍然是目前最常用、最有效的病史采集方法。口腔黏膜科医生平日工作忙碌，但是也应该给患者足够的时间以获取翔实、有效的患者病史信息。

2. 调查问卷　调查问卷的设计要求既包含足够的、必要的信息，又不能太长以至于引起患者的厌烦，或者问卷难度太大。这种预先打印好的、患者自行填写的健康调查问卷（或为某种疾病特制的调查问卷）简便易得，标准化程度高，有利于患者疾病管理，并且可以大幅减少椅旁时间。

采集病史是诊治患者的第一步，其重要性还在于问诊是医患沟通、建立良好医患关系的最重要时机，正确的问诊方式和良好的问诊技巧有助于患者与医生之间相互信任与合作，这对诊治疾病也十分重要。问诊的过程除收集患者的疾病资料用于诊断和治疗外，还具有辅助教育患者等作用，有时候甚至交流本身也可以起到安抚治疗作用。

总之，病史采集的完整性和准确性对疾病的诊断和处理意义重大。解决患者诊断问题的大多数线索和依据即来源于病史采集所获取的资料。

第二节　临床检查

在病史采集的基础上，对患者进行全面、规范和正确的体格检查，所发现的阳性体征和阴性表现都可以成为诊断疾病的重要依据。在体格检查过程中积极思考症状、体征与诊断的关系，核实、补充和完善证据，使临床资料更真实、完整，更具诊断价值。

临床检查是整个诊疗的第二个重要阶段。

一、口腔临床检查的原则

口腔临床检查应对口腔以及周围组织进行完备而系统的检查，避免遗漏检查部位。临床检查方法和顺序应遵循详细、规范的流程来进行。检查通常采用自然光或在照明灯下，必要时可增加其他辅助照明设备（如手电筒等）。患者坐在头支持式牙椅上接受检查。当需要记录表格内容时，最好有个助手，以避免牙椅和笔导致交叉感染。

二、用物准备

临床检查时须准备的物品包括一次性口镜、镊子、尖探针、牙周探针、压舌板、手套、纱布等。

三、常规口腔临床检查的范围及内容

（一）范围

口腔医师的临床检查通常局限在口腔、头、颈以及身体其他暴露部位的浅表组织。口咽部及周围组织的检查不要求很详细，但是须全面。全面的口腔颌面部检查有助于尽早发现头颈部的肿瘤及口腔潜在恶性疾患的风险因素。此外，在检查口腔黏膜局部病损的同时，要重点询问患者身体其他部分的皮肤和黏膜是否有类似病损，以及有无区域淋巴结的肿大等，并对上述其他部位病损与本次疾病发生的关系进行查看并初步判定，必要时及时转诊到相关专业科室进一步诊治。

（二）内容

口腔临床检查的内容包括头、颈、面部和口腔黏膜的视诊、触诊，以及牙体、牙周等一般情况的检查。

1. 视诊　当患者进入诊室时，就应当注意观察其表情、步态以及有无明显畸形和残疾。此外，观察患者全身的一般状况，评估患者的情绪反应和大致的营养状态。重点检查口腔黏膜情况，检查顺序为：上下唇红黏膜、唇内侧黏膜、牙龈、上下颌龈颊沟、颊部黏膜、舌背、舌腹、舌下区、腭部（硬、软腭）以及牙齿和牙周组织。还要检查扁桃体和咽喉部位有无病损。可以用纱布包着舌前部，人为地将舌拉出，检查扁桃体窝和咽部。

2. 触诊　触诊检查重点在于发现口腔及面部、颈部区域有无肿胀、实性肿物或淋巴结肿大。口内触诊可采用双指双合诊的方法检查患者的舌、颊、口底以及唾液腺等部位。在患者颈部放松的情况下，触诊检查患者颈部表浅和深在的淋巴结。

3. 牙体和牙周组织等检查　检查牙齿是否有龋坏、瘘管、发育不良，有无缺牙、多生牙、牙弓形态不良、错殆、上下颌位置异常、咬合干扰，以及口内有无残根、残冠、食物嵌塞、牙龈炎、牙周疾病等。

四、不同部位口腔黏膜检查的重点

正常情况下口腔黏膜光滑且连续，呈现粉红色，湿润而且柔软，有弹性。不同部位口腔黏膜检查的要点如下：

1. 唇　观察患者唇红的颜色、质地，是否有可见的形态异常，以及有无唇红黏膜干燥、脱屑、唇红及口角皲裂、唇疱疹、溃疡、糜烂、结痂、结节、角化的斑块、瘢痕等。触诊上唇和下唇，检查是否有厚度的改变以及水肿。检查小唇腺的开口，以及是否有异位皮脂腺（Fordyce 斑）。

2. 颊部　观察颊部黏膜有无色素沉着、颊白线、白色水肿、过角化斑块或者红色或白色相间的斑块、肿胀、溃疡、结节等。观察双侧腮腺导管开口，然后分别挤压双侧腮腺，观察唾液流量和导管开放情况。最后触诊双侧咀嚼肌有无异常。

3. 牙龈及龈颊沟　观察牙龈黏膜颜色、质地、形状以及系带位置，观察牙龈有无肿胀、增生、结节、出血、水疱、糜烂、溃疡、斑块或条纹和瘘管等。通过用手指按压牙齿颊侧的根部黏膜，来检查龈颊沟有无肿胀和触痛等情况。

4. 硬腭和软腭　光照对准腭部，检查腭部颜色改变，是否有肿胀、瘘管、增生、肉芽组织、结节、溃疡、血疱、白色斑块等，以及两侧结构是否一致。此外，需检查小唾液腺开口情况。触诊检查有无肿胀、结节、包块、触痛等。

5. 舌黏膜　检查舌背（放松状态下）是否有颜色和质地的改变，是否出现肿胀、溃疡、假膜、斑块、结节、增生、肿块等。检查舌背以及舌侧缘，观察丝状乳头和菌状乳头的分布，有无乳头炎症和萎缩，以及裂纹、角化异常等。检查舌系带的长短、形态以及舌运动情况。

用纱布包裹舌前部使其固定，然后轻轻地将舌向外拉出，将口镜放在悬雍垂处观察舌根部以及轮廓乳头有无溃疡、肿胀、增生等情况。并向左或向右拉舌部，观察双侧舌根部侧缘叶状乳头以及整个舌侧缘的情况：有无溃疡、结节、增生、角化异常或红色斑块等。然后让患者用舌尖顶住上腭以暴露舌腹和口底区域，观察有无导管结石、溃疡、肿胀，以及白色和红色的斑片。轻触舌黏膜以观察有无结节和肿物。如果视线不好，或者怀疑舌根部有溃疡和包块时，需要将手指按压在舌根部以便于观察。注意患者有无吞咽时伸舌的习惯。

6. 口底　当舌头上抬时，或让患者用舌尖顶住上腭部以暴露舌腹和口底区域后，观察口底导管的开口、口底唾液池、两侧唾液腺分泌情况，并观察口底区域有无肿胀、溃疡，以及有无白色或红色的斑片状病损等。观察有无舌系带过短或舌腹有无静脉曲张等。

第三节　辅助检查

在获得病史和体格检查资料的基础上，可利用实验室及辅助检查来协助诊断。在选择检查时应综合考虑以下几点，以避免过度检查：①检查的意义；②检查的时机；③检查的灵敏度、准确度和特异度；④检查的安全性；⑤成本与效果分析等。检查及结果判读要及时。

根据患者病史以及常规临床检查即可做出初步的临床诊断。如仍未能明确诊断，则还需要进一步行辅助检查或特殊检查。

一、活体组织检查

活体组织检查是明确诊断疾病的重要方法之一。活体组织检查的目的一是明确诊断，二是排除癌变。临床上难以确诊的口腔黏膜损害，例如长期不愈的溃疡，红、白色斑块，增生和肿块等，都需要及时行活体组织检查。

采取活体组织的方法及注意事项：①取病损典型处行活体组织检查，避免切取糜烂等组织，同时应包含部分正常组织。②切取组织的大小、深度等均符合要求，一般深度应达黏膜下层。③皮肤和黏膜的表浅活检禁用带颜色的药物消毒。④采用局部浸润麻醉时，避免麻药推注过快，以免造成局部组织坏死。

二、实验室检查

实验室检查例如血细胞分析、血清学检查、血液化学检查、免疫功能检查（自身抗体谱检查等）、免疫荧光检查、凝血功能检查以及微生物检查等，有助于帮助明确口腔病损的性质，或辅助诊断可能的全身系统性疾病。实验室检查的结果可为临床明确诊断提供参考依据，也可作为疾病的预测和监测指标。

三、影像学检查

影像学检查如 X 线和 CT、锥形束 CT（CBCT）、MRI 等，可为临床可疑的病变提供可视化的诊断证据。

第四节　明确诊断

一般来讲，依据完整的病史采集以及全面的临床检查即可做出初步的临床诊断。如暂时不能明确诊断，应进一步行活体组织检查、影像学检查以及实验室检查以辅助诊断。根据患者口腔或全身状况有若干个诊断时，应将患者主诉问题的诊断列在最前面，而后将其他诊断依次列出。若初诊不能明确诊断，也应在诊断中列出"××待查"。诊断时，建议采用《国际疾病分类》第 10 版或第 11 版的临床修订版代码（ICD-10 或 ICD-11）中的诊断名词或代码。

第五节 治疗计划

应明确告知患者治疗计划，并在征得患者知情同意后方可实施。如果治疗计划较为复杂，或者有几个治疗计划供患者选择，那么应让患者充分考虑不同治疗计划的好处和风险，以便帮助患者做出选择。在实施治疗前，患者应签署知情同意书。针对患者已明确的诊断，治疗计划中首选可消除该疾病病因的措施。

其他治疗措施可根据检查结果依次列出。此外，在治疗前应对患者口腔、全身状况等可能出现的治疗反应进行风险评估，必要时可请相关专业人员会诊。

第六节 病历书写

病历是医生诊断和治疗疾病的原始记录，也是医学科研与教育的基础资料，同时也是患者支付诊疗费用的有效凭证。病历能真实地反映医院服务质量和医疗质量，也是法律文书。口腔黏膜病病历属于门诊病历，病历书写应符合国家卫生健康委员会病历书写规范的基本要求，并应遵循以下原则。

一、病历书写的基本规则和要求

病历是医务人员在诊疗工作中形成的文字、符号、图表、影像、切片等资料的总和，按照病历记录形式不同，可分为纸质病历和电子病历，病历归档后形成病案。现今，随着医疗信息化手段的不断提升，临床以电子病历记录为主要形式。病历书写是医务人员通过问诊、体格检查、实验室辅助检查、诊断、治疗、护理等医疗活动获得有关资料，并进行归纳、分析、整理形成医疗工作记录的行为。病历是临床医师进行正确诊断、制定治疗及预防措施的科学依据。它既反映医院管理、医疗质量和业务水平，也是临床教学、科研和信息管理的重要资料，同时还是考核医务人员医德，评价医疗服务质量、医院工作绩效的主要依据。病历也是具有法律效力的医疗文件，电子病历与纸质病历具有同等效力。因此，医务人员必须以认真、负责、严肃的态度规范地书写病历。病历书写应遵循以下基本原则和要求：

1. 病历应当使用蓝黑墨水、碳素墨水书写。计算机打印的病历（电子病历）应当符合病历保存的要求。

2. 病历书写的内容应当客观、真实、准确、及时、完整、规范、重点突出、层次分明；表述准确，语句简练、通顺；书写工整、清楚；标点符号正确；在书写过程中，若出现错字、错句，应在错字、错句上用双横线标示，不得采用刀刮、胶贴、涂黑、剪贴等方法抹去原来的字迹。

3. 病历应当按照规定的内容书写，各项记录书写结束时应在右下角签全名，字迹应清楚易认。实习医师书写的病历，应当经过本医疗机构合法执业的医务人员审阅、修改并签名。

4. 病历书写应当使用医学术语。通用的外文缩写和无正式中文译名的症状、体征、疾病名称、药物名称可以使用外文。患者述及的既往所患疾病名称和手术名称应加引号。

5. 疾病诊断、手术、各种诊疗操作的名称书写和编码应符合《国际疾病分类》（ICD-10、ICD-11）的规范要求。

6. 实习医务人员、试用期医务人员书写的病历，应当经过本医疗机构注册的医务人员审阅、修改并签名。上级医师审核签名应在署名医师签名的左侧，并以斜线相隔。

7. 对按照有关规定须取得患者书面同意方可进行的医疗活动（如特殊检查、特殊治疗、手术、实验性临床医疗干预等），应当由患者本人签署同意书。患者不具备完全民事行为能力时，应当由其法定代理人签字。

8. 规范使用汉字，简化字、异体字以《新华字典》为准，不得自行杜撰。消灭错别字。病历书写一律使用阿拉伯数字书写日期和时间。

二、病历书写内容

初诊病历记录书写内容应当包括就诊时间、科别、主诉、现病史、既往史、阳性体征、必要的阴性体征和辅助检查结果，诊断及治疗意见和医师签名等。

复诊病历记录书写内容应当包括就诊时间、科别、主诉、病史、必要的体格检查和辅助检查结果、诊断、治疗处理意见和医师签名等。应重点记录上次诊治后的病情变化和治疗反应，不可用"病情同前"等字样。体检结果应着重记录原来阳性体征的变化和新的阳性发现。此外，还应记录需补充的检查项目等。

1. 主诉 是指促使患者就诊的主要症状（或体征），及其发生部位和持续时间。一般不超过 20 个字。

2. 现病史 是指患者本次疾病的发生、演变、诊疗等方面的详细情况，应当按时间顺序书写。内容包括发病情况、主要症状特点及其发展变化情况、伴随症状、发病后诊疗经过及结果、睡眠和饮食等一般情况的变化，以及与鉴别诊断有关的阳性或阴性资料等。

3. 既往史 是指患者过去的健康和疾病情况。内容包括既往一般健康状况、疾病史、传染病史、输血史等。

4. 家族史 是指家族成员尤其是直系亲属有无与患者类似疾病，有无家族遗传倾向的疾病。

5. 口腔检查 重点检查口腔黏膜，注意不要遗漏部位。此外，患者牙体、牙周、修复、颌面部等问题也需在病历中加以记录。

6. 辅助检查 应分类并且按检查时间顺序记录检查结果，如系其他医疗机构所做检查，应当写明该机构名称及检查日期等。

7. 初步诊断 初步诊断为多项时，应当主次分明。对"待查"病例，应列出可能性较大的诊断。

8. 病历打印 应当按照以上内容录入并及时打印病历，由相应医务人员手写签名。打印字迹应清楚易认，符合病历保存期限和复印的要求。已完成录入、打印并签名的病历不得修改。

（华 红）

第二章

常见疾病的诊断与治疗

第一节　口腔黏膜溃疡类疾病

一、复发性阿弗他溃疡

复发性阿弗他溃疡（recurrent aphthous ulcer，RAU），又称复发性口腔溃疡（recurrent oral ulcer，ROU）、复发性阿弗他口炎（recurrent aphthous stomatitis，RAS），是最常见的口腔黏膜溃疡类疾病。在一般人群中发病率为20%左右，特定人群可高达50%。病因尚不明确，治疗无根治方法。

【诊断要点】

根据病史及临床表现即可做出诊断，但需除外系统性疾病引起的口腔溃疡。复发性阿弗他溃疡具有典型的周期性、反复发作、可自愈的特征。

1. 临床表现　临床分为三型：轻型、疱疹样型和重型。

（1）轻型阿弗他溃疡（minor aphthous ulcer）（图2-1-1）

1）口腔黏膜尤其是非角化黏膜可见圆形、椭圆形的孤立或散在溃疡，直径＜10 mm。

2）数目一般1~5个不等。

3）溃疡呈典型"红、黄、凹、痛"特点，即浅碟状，表面有黄白色假膜周围有窄的红晕，溃疡局部疼痛。

4）溃疡愈合期一般为7~14天，愈合后不留瘢痕。

5）间歇期因人而异，长短不一，呈周期性反复发作。

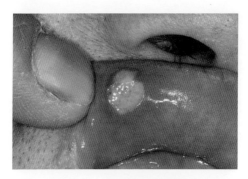

图 2-1-1　轻型阿弗他溃疡

上唇内侧黏膜有椭圆形溃疡，表面有黄白色假膜，周围有红晕。

（2）疱疹样型阿弗他溃疡（herpetiform aphthous ulcer）（图 2-1-2）

1）溃疡小，直径 1~5 mm 不等。

2）溃疡浅而多，可达十几个或几十个，散在分布或融合成片，呈"满天星状"，周围充血水肿明显。

3）患者疼痛剧烈，影响进食、说话等活动。

4）可出现唾液分泌增多、头痛、发热、淋巴结肿大等全身不适症状。

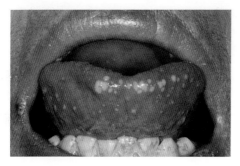

图 2-1-2　疱疹样型阿弗他溃疡

舌尖、舌腹可见几十个小米粒至绿豆大小溃疡。

（3）重型阿弗他溃疡（major aphthous ulcer）：又称复发性坏死性黏膜腺周围炎（periadenitis mucosa necrotic recurrence），或称腺周

口疮（图 2-1-3）。

1）溃疡大而深在，直径多在 1 cm 以上，深可达黏膜下层或肌层，周围黏膜充血水肿，边缘隆起，似弹坑状。

2）多见于口角内侧黏膜或软腭、咽部黏膜等部位。

3）愈合时间长，多为 1 个月至数月，愈合后常遗留瘢痕，甚至造成组织缺损。

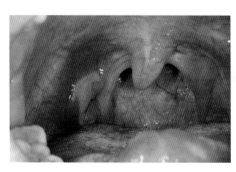

图 2-1-3　重型阿弗他溃疡
右侧舌腭弓表面有深大溃疡。

2. 实验室检查　实验室检查无特异性，可行血细胞分析，以及血生化、免疫功能、微生物等检查，以除外系统性疾病或特殊感染引起的口腔溃疡。

总之，复发性阿弗他溃疡的诊断主要依据病史（溃疡周期性反复发作及溃疡具有自限性特点），结合典型"红、黄、凹、痛"的临床表现即可做出诊断。但须除外系统性疾病引起的口腔溃疡。

【鉴别诊断】

1. 疱疹样型阿弗他溃疡与急性疱疹型龈口炎鉴别　见表 2-1-1。

2. 重型阿弗他溃疡与创伤性溃疡、口腔鳞状细胞癌、结核性溃疡、淋巴瘤等鉴别

（1）创伤性溃疡（traumatic ulcer）诊断要点

1）由残冠、残根、尖锐牙缘、牙尖、不良修复体、义齿边缘、牙齿咬伤等刺激因素引起。

2）溃疡多发生于与刺激因素相关联的部位，溃疡外形多与刺激

表 2-1-1　疱疹样型阿弗他溃疡与急性疱疹型龈口炎鉴别要点

	疱疹样型阿弗他溃疡	急性疱疹型龈口炎
好发年龄	中青年	婴幼儿
病损特点	十几个至几十个散在小溃疡，无发疱期	成簇小水疱，疱后形成表浅溃疡，可融合
病损部位	以非角化黏膜多见	牙龈、硬腭等角化黏膜可出现病损
全身反应	反复发作，全身反应较轻	急性发作，全身反应较重，可出现低热、淋巴结肿大等
皮肤损害	病损仅限口腔黏膜，无皮肤损害	可伴皮肤损害

物形状相吻合。

3）及时去除刺激因素，溃疡通常在短时间内（1~2周）明显好转或痊愈。

4）如刺激物长期存在，可导致溃疡发生癌变。如果临床诊断为创伤性溃疡，行相关处置后（2~4周）无明显好转，应及时行活体组织检查，以明确诊断。

（2）口腔鳞状细胞癌（oral squamous cell carcinoma，OSCC）诊断要点

1）多见于中老年人。

2）临床常以溃疡形式出现，溃疡好发于舌缘、舌腹、口角区内侧、软腭复合体等部位。

3）溃疡可呈菜花状，边缘不整齐。触诊溃疡周围及基底有硬结。

4）溃疡持续不愈，呈进展性加重。活体组织检查可明确诊断。

（3）结核性溃疡（tuberculous ulcer）诊断要点

1）由结核分枝杆菌引起。

2）口腔结核多继发于肺结核或肠结核，临床多以溃疡形式出现。溃疡好发于唇、前庭沟、舌等部位。

3）溃疡深凹，边缘呈鼠噬状，形成潜掘状边缘，基底高低不平，呈粟粒样小结节，表面常覆污秽脓性分泌物，底部有红色肉芽组织。

4）活体组织检查及病原菌培养或 PCR 检测鉴定有助于诊断。

（4）NK/T 细胞淋巴瘤（NK/T cell lymphoma）诊断要点

1）多见于上腭部黏膜。早期鼻黏膜发炎、鼻腔分泌黏液，继而出血、化脓，鼻腔及鼻周围有坏死性肉芽肿性病变，最后在上腭正中部位形成坏死性溃疡。

2）由黏膜、皮肤发展侵袭至骨组织，使鼻中隔穿孔而破坏面部导致畸形，伴有恶臭。

3）全身出现发热、乏力衰弱等症状。

4）血液、骨髓、免疫学检查及活体组织检查有助于明确诊断。

（5）克罗恩病（Crohn's disease）诊断要点

1）此病是一种非特异性肉芽肿性炎症性疾病。临床典型表现为反复发作性腹痛、腹胀等。

2）口腔黏膜病变可表现为唇肿、线状溃疡，或在牙龈等部位出现肉芽组织或颗粒状增生。

3）诊断应结合病史、临床表现、影像学检查、血清学检查及活体组织检查等综合诊断。

【治疗要点】

复发性阿弗他溃疡迄今尚无特效治疗方法。治疗以消除致病因素、减轻症状、缩短病程、控制复发、缓解病情为目的。对于轻型 RAU 患者，以局部治疗为主，可选择局部应用糖皮质激素类药物；对于症状较重或发作频繁的 RAU 患者，可采用局部和全身联合用药的方法加以治疗。

1. 药物治疗

（1）全身治疗

1）免疫调节制剂（immunomodulation agents）：临床常用药物

包括糖皮质激素类、沙利度胺、秋水仙碱、白芍总苷胶囊等。

A. 糖皮质激素类（glucocorticoids）：严重或频发的 RAU 患者可短期全身应用。常用药物为泼尼松（强的松）、泼尼松龙（强的松龙），剂量一般为每日 15～30 mg，疗程 2 周至 1 个月。

B. 沙利度胺（thalidomide）：用于治疗病情严重、常规治疗效果差或重型溃疡患者。用法及剂量：开始治疗时每日 50 mg，之后可根据病情增加剂量至每日 100 mg，一次口服。控制病情后，可减量至 25～50 mg，可连续用药 1～3 个月。药物不良反应包括可导致畸胎、口干、头晕、倦怠、恶心、腹痛等。对孕妇及有生育计划的青年人禁用。

C. 白芍总苷胶囊：是双向免疫调节药物，可用于频繁发作的 RAU 患者。药物的不良反应包括腹痛、腹泻等。

2）中药治疗：可根据临床辨证为实证或虚证而选用不同的中成药，如清胃散、口炎清颗粒、双花百合片、六味地黄丸等。

（2）局部治疗：口腔局部可使用消炎、止痛、促进愈合的药物。

1）疼痛明显的 RAU 患者可选用利多卡因、苯佐卡因凝胶、洋甘菊利多卡因凝胶等于饭前局部涂抹。

2）局部糖皮质激素制剂：可采用曲安奈德口腔软膏，或者醋酸地塞米松软膏、含漱液或贴片等，长期局部应用应注意菌群失调的问题。对于严重、经久不愈、疼痛明显的溃疡，可行黏膜下局部激素封闭治疗，每周 1 次，连用 2～4 次。

3）其他局部制剂：氯己定（洗必泰）溶液或复方氯己定溶液，西地碘、西吡氯铵或地喹氯铵含片，成纤维细胞生长因子（bFGF）或表皮生长因子（EGF）凝胶，以及氨来呫诺贴片等。

2. 物理疗法

（1）低能量激光治疗：可采用二氧化碳激光溃疡局部照射的方法，每天 1 次，可起到明显的止痛、促进溃疡愈合的作用。

（2）微波治疗：每天 1 次，连用 3～5 次，可起到止痛、促愈合作用。

【预防】

口腔溃疡尚无特效疗法，平时预防很重要。要保持口腔卫生；

注意饮食均衡，多吃蔬菜、水果，少食辛辣刺激食品；调节生活节奏和精神状态，生活起居有规律，戒除烟酒，保证睡眠。

二、口腔黏膜创伤性损害

口腔黏膜创伤性损害可因创伤因素以及创伤因素持续时间的不同而呈现出不同的临床表现形式。

（一）创伤性血疱

创伤性血疱（traumatic mucosal hematoma）是由进食过硬、过烫的食物等引起的黏膜损害。黏膜血疱破溃后，则发生糜烂或者溃疡，疼痛明显。

【诊断要点】

1. 临床表现　见图 2-1-4。

（1）因进食创伤引起，短期内出现。

（2）易发生在易受摩擦的黏膜如软腭、舌腭弓、颊、舌等部位。

（3）血疱发生后可迅速扩大至直径 1 ~ 3 cm，异物感明显。

（4）疱液初起呈鲜红色，之后变为紫黑色。

（5）疱壁易破，破溃后形成溃疡或糜烂，表面假膜覆盖。疼痛剧烈，影响进食或说话。7 ~ 14 天可愈合。

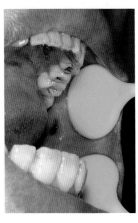

图 2-1-4　创伤性血疱
左颊见创伤引起的黏膜血疱。

2. 实验室检查　血常规检查和出凝血时间等未见异常。

根据较明确的创伤史（如进食过硬、过烫食物等）以及病损部位（易摩擦黏膜部位）有易破溃的血疱，疱破后疼痛明显，不难作出诊断。

【鉴别诊断】

应与血小板减少性紫癜和其他凝血障碍性疾病相鉴别。血常规检查以及出凝血时间常有助于鉴别。

【治疗要点】

局部可用止痛、防腐、促进愈合的外用药。血疱未破溃时，可用无菌注射器将血疱内液体抽出。

【预防】

培养良好的进食习惯，细嚼慢咽，避免进食过烫、过硬食物。

（二）创伤性溃疡

创伤性溃疡由残根、残冠、尖锐的牙齿边缘对口腔黏膜的长期慢性刺激引起，包括压疮性溃疡、Bednar 溃疡、Riga-Fede 溃疡、自伤性溃疡、化学灼伤性溃疡等。

【诊断要点】

诊断主要依据临床表现。

1. 压疮性溃疡（decutital ulcer）

（1）由持久性机械刺激引起，如残根、残冠或锐利牙尖等长期刺激黏膜。多见于老年人。

（2）病损多发生在刺激物的邻近处或与刺激物相接触的部位，溃疡外形不规则，与刺激物形状相吻合（图 2-1-5）。

（3）压疮性溃疡通常较深在，可深及黏膜下层，溃疡边缘隆起，表面被覆灰白色假膜。

（4）疼痛常不明显。如刺激因素长期存在，则有癌变风险。

2. Bednar 溃疡（Bednar ulcer）

（1）专指由于吮吸过硬的人工奶头或吸吮手指所致的口腔溃疡。

（2）溃疡多见于婴儿硬腭、翼突沟部位。

（3）病损多为双侧对称性分布，表现为表浅的不规则溃疡，表现有黄白色假膜，周围黏膜充血。

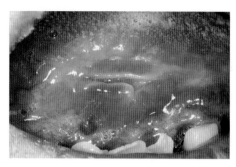

图 2-1-5 压疮性溃疡

右侧舌腹见不规则溃疡，周围组织水肿明显。

（4）婴儿常因疼痛哭闹不安。

3. Riga-Fede 溃疡（Riga-Fede ulcer）

（1）专指发生于婴幼儿舌系带部位的溃疡。

（2）因舌系带过短或下中切牙牙尖锐利所致。

（3）早期溃疡形状不规则，长期刺激后溃疡表面可增生，触之较韧，影响舌部运动和进食等。

（4）患儿常因溃疡疼痛哭闹不止。

4. 自伤性溃疡（factitial ulcer）

（1）好发于患多动症、抽动症的儿童，或见于癫痫患者及肌张力障碍等患病人群。

（2）溃疡部位与自伤部位相吻合，如有咬唇、咬颊、咬舌等不良习惯者。

（3）溃疡形状不规则，表面有黄白色假膜，周围黏膜水肿明显（图 2-1-6）。溃疡可长期存在，触溃疡基底略硬或有肉芽组织增生，疼痛不明显。

5. 化学灼伤性溃疡

（1）急性病程。

（2）有明确的化学物质接触史。

（3）与化学物质接触的口腔黏膜表面出现广泛的黄白色假膜，形状不规则，溃疡多表浅，但疼痛明显。

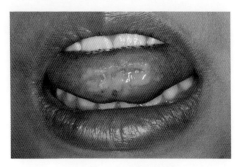

图 2-1-6　自伤性溃疡

舌尖自伤性溃疡，形状不规则，表面有黄白色假膜，周围组织水肿。

【鉴别诊断】

创伤性损害须与复发性阿弗他溃疡、口腔结核、口腔鳞状细胞癌等疾病鉴别。

【治疗要点】

1. 去除局部刺激因素为首要措施。

2. 局部给予消炎、止痛、促进愈合的药物。

3. 纠正不良习惯。

4. 必要时转诊到专科门诊进行心理咨询、干预与治疗。

三、白塞综合征

白塞综合征（Behcet syndrome，BS），又称白塞病（Behcet's disease，BD）或贝赫切特综合征，是一种以血管炎为基本病变的慢性、进行性、复发性多系统损害疾病。本病的血管炎以侵犯小动脉、小静脉及微血管为主。临床特征以口腔、外阴溃疡以及眼部、皮肤炎症为主要表现，也称为口、眼、生殖器三联症。

本病以丝绸之路沿线的土耳其、伊朗、韩国、中国、日本等国较多见。

【诊断要点】

1. 临床表现

（1）口腔溃疡：见图 2-1-7。

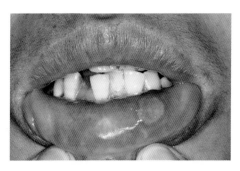

图 2-1-7　白塞综合征口腔溃疡

1）以反复发作的阿弗他溃疡为特征，常为首发症状。轻型、疱疹样型、重型三种类型溃疡均可出现。

2）溃疡可以发生在口腔的任何部位，具有典型的"红、黄、凹、痛"等特点。

3）主要症状为疼痛，严重者疼痛剧烈，影响进食。

（2）生殖器溃疡：见图 2-1-8。

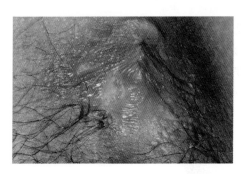

图 2-1-8　白塞综合征外阴部位溃疡

1）发生频率低于口腔溃疡。

2）溃疡深大，疼痛剧烈，愈合缓慢。

3）受累部位为外阴、阴囊和阴茎等处皮肤，以及阴道、肛周等黏膜。

（3）眼部病变：见图 2-1-9。

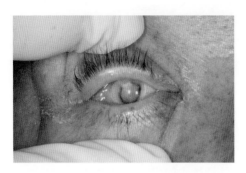

图 2-1-9　白塞综合征右眼视网膜脱落

1）眼球各部位均可受累。

2）最常见和最严重的眼部病变为葡萄膜炎（uveitis）。

3）虹膜睫状体炎（即前葡萄膜炎）可伴有或不伴有前房积脓，而脉络膜炎（即后葡萄膜炎）和视网膜炎则是影响视力的主要原因。

（4）皮肤病变

1）表现为结节性红斑（图 2-1-10）、痤疮样皮疹、环形红斑、Sweet 病样皮损、脓皮病等。

2）针刺反应（Pathergy test）阳性：用 20 号无菌针头在前臂屈面中部斜行刺入约 0.5 cm，沿纵向稍做捻转后退出，24～48 小时后局部出现直径＞2 mm 的毛囊炎样小红点或脓疱疹样改变为阳性（图 2-1-11）。此试验特异性较高且与疾病活动性相关，阳性率为 60%～78%。静脉穿刺或皮肤创伤后出现的类似皮损具有同等诊断价值。

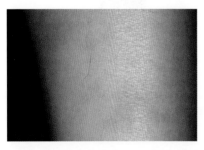

图 2-1-10　白塞综合征下肢结节性红斑

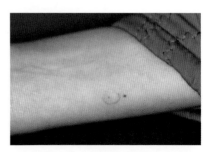

图 2-1-11　白塞综合征针刺反应

（5）其他系统损害

1）胃肠道：胃肠道可发生多发性溃疡，以回肠和盲肠相接的回盲部多见。临床表现为腹痛、腹泻、出血、穿孔，并反复发作。

2）脑部：少数患者会有中枢神经受累。

3）大血管：少数患者有大动脉和大静脉的狭窄、闭塞和血栓形成。肺动脉受影响导致肺动脉高压、肺出血等。

总结：病程中有医生观察和记录到的复发性阿弗他溃疡、眼炎、生殖器溃疡以及特征性皮肤损害，如结节性红斑、毛囊炎、痤疮样皮疹；另外，出现大血管或神经系统损害高度提示白塞综合征的诊断。

2. 实验室检查　本病无特异性实验室检查结果异常。活动期可有红细胞沉降率（血沉）增快、C反应蛋白升高；部分患者冷球蛋白阳性，血小板凝集功能增强。HLA-B51在白塞病患者中阳性率为57%～88%，对诊断有一定的提示作用。

3. 特殊检查

（1）神经白塞病常有脑脊液压力增加，白细胞数轻度升高。脑CT及磁共振（MRI）检查对脑、脑干及脊髓病变有一定帮助。

（2）胃肠钡剂造影及内镜检查、血管造影、彩色多普勒超声有助于诊断病变部位及范围。

（3）肺X线片、高分辨率CT或肺血管造影、同位素肺通气灌注扫描等均有助于肺部病变诊断。

【鉴别诊断】

本病应注意与关节痛或关节炎、皮下栓塞性静脉炎、深部静脉栓塞、动脉瘤、中枢神经病变、消化道溃疡等相鉴别。

【治疗要点】

白塞综合征目前尚无有效的根治方法。白塞综合征的治疗可分为局部治疗及全身治疗。规范诊治有助于缓解症状，控制病情发展。根据白塞综合征有无重要脏器受累以及病变的程度，遵循不同的治疗原则。一般单纯表现为复发性阿弗他溃疡、外阴溃疡以及眼部病变者，可采取局部的对症治疗；如果出现了严重的眼部、神经系统损害，应全身应用糖皮质激素及免疫抑制剂或生物制剂等。

1. 全身治疗 全身治疗的药物主要包括以下几种。

（1）糖皮质激素类：是本病的主要治疗药物。局部治疗为首选方案，可以减轻各种症状，尤其能够改善黏膜溃疡和关节疼痛。有眼部受损和中枢神经受损者宜及时全身应用较大剂量糖皮质激素类药物以控制病情。

（2）免疫抑制剂或生物制剂：可以阻止疾病进展，与糖皮质激素有协同作用，并能减少糖皮质激素的用量。常用的有环磷酰胺、甲氨蝶呤、硫唑嘌呤、环孢素 A、吗替麦考酚酯以及肿瘤坏死因子拮抗剂等。

（3）非甾体抗炎药：如阿司匹林，有抗血小板聚集作用，可用于有血栓形成者；其他如布洛芬、吲哚美辛（消炎痛）、萘普生、双氯芬酸钠（扶他林）等亦可选用，对关节痛、关节炎有效。

（4）其他药物：如秋水仙碱、沙利度胺（反应停）对黏膜溃疡有较好的疗效。

2. 局部治疗 以缓解症状、促进病损愈合、预防继发感染为原则。针对口腔溃疡，可使用糖皮质激素膏或冰硼散、溃疡散等药物涂抹患处，或采用利多卡因乳膏、凝胶等局部涂抹以缓解疼痛。

【预后】

少数白塞综合征患者可发生严重的或致命的并发症，如脑膜脑炎等中枢神经系统疾病，也可有胃肠道穿孔或主动脉瘤破裂等严重并发症。

【预防】

患者在日常生活中应当注意生活规律，劳逸适度，少吃辛辣食物，不要戴隐形眼镜，防止角膜溃疡。

四、放射性口腔黏膜炎

放射性口腔黏膜炎（radiation oral mucositis，简称放射性口炎），又称放射治疗诱发的口腔黏膜炎（radiotherapy-induced oral mucositis，RTOM），是放射线电离辐射引起的急慢性口腔黏膜损害，是肿瘤放射治疗最常见的严重并发症之一（图 2-1-12）。

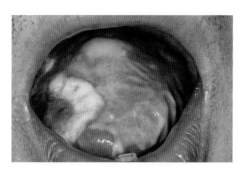

图 2-1-12 放射性口腔黏膜炎
舌背、舌腹大面积糜烂和渗出。

【诊断要点】

1. 临床表现 根据病程和临床表现，放射线照射后短时间内的黏膜改变称为"急性损害"，照射后 2 年以上出现的症状及变化称为"慢性损害"。

（1）急性放射性口炎：辐射剂量不同可出现不同程度的黏膜表现。

1）10Gy 照射：口腔黏膜发红、水肿。

2）20Gy 照射：黏膜充血明显，出现糜烂、溃疡、假膜、疼痛等，可出现唾液腺萎缩导致的口干等症状。

3）30Gy 及以上照射：口腔局部体征和症状加剧，可出现深大溃疡，并可出现出血、感染等全身症状。

（2）慢性放射性口炎

1）以唾液腺破坏为主要特征。

2）主要症状包括口干、味觉异常。口干症状可长期存在，进行性加重。

3）念珠菌感染为最常见的并发症，表现为口腔黏膜广泛充血发红，舌背可出现丝状乳头萎缩，双侧口角皲裂等。

4）可见猖獗龋、张口受限等并发症。

2. 实验室检查

（1）血细胞分析：放射性口炎因口腔大面积糜烂易继发感染，血细胞分析有助于协助诊断是否有合并感染的情况。

（2）微生物培养及鉴定。

依据放射线暴露病史及急慢性黏膜损害情况，可明确诊断。

【鉴别诊断】

1. 急性放射性口炎应与口腔黏膜感染性疾病、疱疹样型阿弗他溃疡、过敏性口炎等相鉴别。

2. 慢性放射性口炎应与各种原因引起的口干以及干燥综合征、糖尿病等相鉴别。

【治疗要点】

治疗原则是减轻症状、促进愈合、防治合并感染。以对症治疗为主。

1. 急性放射性口炎的治疗 可给予具有消炎、止痛、促进愈合作用的局部药物。

2. 慢性放射性口炎的治疗

（1）口干症状明显者可用人工唾液或胆碱受体激动剂，如毛果云香碱（匹罗卡品）、西维美林或茴三硫（环戊硫酮）等。

（2）合并口腔真菌感染的患者可局部给予碳酸氢钠含漱液、制霉菌素等抗真菌药物。

【预防】

放疗期间要采用改进投照技术、中线分割技术严格控制辐射剂量，加强非照射区的防护。嘱患者多饮水，保持口腔黏膜湿润。预防和治疗继发感染。对于放疗后的患者，建议其定期使用含氟牙膏，多饮水，保持口腔卫生等。最好在开始放疗前进行口腔黏膜、牙体、牙周状态评估和预防性治疗，以降低患者罹患黏膜炎的风险。

五、化疗性口腔黏膜炎

化疗性口腔黏膜炎，又称化学治疗诱发的口腔黏膜炎（chemotherapy-induced oral mucositis），是指使用癌症化疗药物治疗诱发的口腔黏膜炎，是化疗后最常见的不良反应。

【诊断要点】

1. 临床表现 化学治疗诱发的口腔黏膜炎可表现为口腔黏膜充血发红、糜烂，有假膜被覆，疼痛明显，影响进食和语言（图 2-1-13）；

如果伴发严重的细菌和念珠菌感染，可出现败血症等全身反应。可根据黏膜炎严重程度不同分为以下 4 级：

- Ⅰ级：黏膜糜烂、充血，无疼痛或仅有轻度疼痛。
- Ⅱ级：黏膜充血、水肿或糜烂，疼痛，但可以进食。
- Ⅲ级：黏膜广泛充血、水肿或糜烂，疼痛剧烈，影响进食，需要静脉补液。
- Ⅳ级：黏膜大面积充血、水肿或糜烂，疼痛剧烈，影响进食，需要静脉补液。

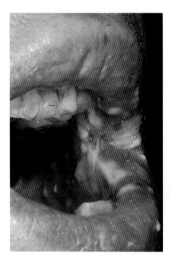

图 2-1-13 化疗性口腔黏膜炎
左颊黏膜见多处糜烂，张口受限。

2. 实验室检查

（1）血细胞分析：判定是否有继发感染。

（2）微生物培养或鉴定：鉴定是哪种微生物感染，并依此培养结果选择相应的抗生素治疗。

诊断主要依据病史（治疗史）以及特殊的临床症状和体征，并对口腔黏膜炎受累程度进行分级评估以制订详细、精准的治疗计划。

【治疗要点】

1. 根据口腔黏膜炎的严重程度，局部治疗以对症为主，目的是消炎、止痛、促进愈合和预防继发感染，可给予各种漱口液以及外用止痛膏剂、散剂、凝胶等。

2. 对Ⅲ级和Ⅳ级口腔黏膜炎如严重影响进食者，可给予静脉补液或肠外营养，或经肠营养支持。

3. 冷却治疗　有研究证实冷却治疗对于放化疗后口腔黏膜炎有效。在治疗前、治疗期间和治疗后6小时分别含冰棒或冰水30分钟，从而起到预防或缓解化疗后口腔黏膜炎的作用。

4. 低能量激光治疗　可减轻口腔黏膜炎的严重程度，缓解疼痛，促进溃疡愈合。

【预防】

1. 化疗前治疗口腔基础疾病，如行牙周治疗、拔除残根等。

2. 保持口腔卫生，经常用清水、盐水或碳酸氢钠溶液等漱口，预防继发感染。

3. 化疗期间使用冰块含服，以降低口腔黏膜炎的发生率。

4. 增加高蛋白食物的摄入量，多食多汁的食物，避免进食粗糙、坚硬、辛辣刺激食物。避免进食过热食物。

参考文献

［1］华红，刘宏伟. 口腔黏膜病学. 2版. 北京：北京大学医学出版社，2021.

［2］陈谦明. 口腔黏膜病学. 5版. 北京：人民卫生出版社，2020.

［3］中华口腔医学会口腔黏膜病专业委员会，中华口腔医学会中西医结合专业委员. 复发性阿弗他溃疡诊疗指南（试行）. 中华口腔医学杂志，2012，47（7）：402-403.

［4］Glick M. Burket's Oral Medicine.13th. Hoboken: Wiley Blackwell，2021.

［5］Glick M. Burket 口腔医学. 陈谦明，李龙江，译. 12版. 北京：人民卫生出版社，2019.

（华　红）

第二节 口腔黏膜感染性疾病

一、球菌性口炎

球菌性口炎（coccigenic stomatitis）是由金黄色葡萄球菌、链球菌、奈瑟菌等引起的口腔黏膜细菌感染性疾病。

【诊断要点】

1. 临床表现

（1）口腔黏膜疼痛，严重者伴局部淋巴结肿痛。

（2）口腔黏膜充血、水肿、糜烂，表面被覆较厚假膜，不易擦去。由奈瑟菌引起的口炎，口腔黏膜表现以充血、水肿为主。

2. 实验室检查

（1）细菌涂片或培养：可见到球菌等致病菌。

（2）全血细胞分析：白细胞总数及中性粒细胞计数可升高。

【鉴别诊断】

1. 疱疹性（龈）口炎　急性病程，病损特征为口腔黏膜有成簇小水疱，破溃后形成糜烂，可有前驱症状及伴随发热等全身不适。

2. 多形红斑　变态反应性疾病，口腔黏膜以水疱、糜烂为主，同时可伴有皮肤病损，典型的皮肤病损为靶形红斑。

【治疗要点】

总体治疗原则为局部抗菌、止痛、促愈合，必要时全身给予抗生素。

1. 局部治疗　口腔局部使用抗菌、止痛、促进愈合的药物。

2. 全身治疗　对于白细胞升高的严重感染患者，全身给予抗生素，必要时参考药物敏感性试验结果。

【预后】

本病预后良好。

【预防】

保持口腔卫生，增强机体抵抗力。

二、单纯疱疹

单纯疱疹（herpes simplex）是主要由 I 型单纯疱疹病毒（herpes simplex virus，HSV）所致的一种急性感染性皮肤黏膜病。口腔单纯疱疹以口腔黏膜和口周皮肤为主要受累部位（图 2-2-1）。

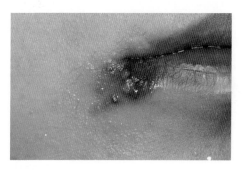

图 2-2-1　唇疱疹

【诊断要点】

1. 临床表现　分为原发性疱疹性龈口炎和复发性疱疹性口炎。

（1）原发性疱疹性龈口炎

1）6 个月至 2 岁的儿童多见，成人也有发生。发病前有发热、头痛、疲劳等前驱症状，患儿流涎、哭闹、拒食及烦躁不安。

2）口腔黏膜以牙龈及硬腭等部位较为常见。病损特征为丛集成簇的帽针头至米粒大小的水疱，破溃后融合成片状糜烂面，表面被覆假膜，全口牙龈充血红肿。

（2）复发性疱疹性口炎

1）成人多见。常有阳光、局部创伤、疲劳等诱发因素，局部烧灼感及痒感，水疱破溃后有疼痛。

2）唇红及唇周皮肤多发，典型损害为充血发红的皮肤和黏膜上出现成簇水疱，破溃后结痂。

2. 实验室检查

（1）全血细胞分析：有助于了解全身状况及有无继发感染，可出现淋巴细胞升高。

（2）免疫学检查：对单纯疱疹病毒特异的血清免疫学检查在活动期出现 IgM 抗体阳性。

（3）Tzanck 涂片法：检测皮损标本中的多核巨细胞和核内包涵体，但无法区分水痘 - 带状疱疹病毒（VZV）和 HSV 感染。

（4）其他：收集疱液，用 PCR 检测法、病毒培养予以确诊。病毒培养因操作难度较大，临床较为少用。

【鉴别诊断】

1. 手足口病　儿童多见，多伴有发热等全身症状，手掌、足底、臀部等可见水疱及丘疹样损害。

2. 带状疱疹　成人多见，口内黏膜及颌面部皮肤可受累，病损沿三叉神经单侧分布，疼痛多剧烈。

3. 复发性阿弗他溃疡　有反复口腔溃疡发作史，全身反应较轻，无皮肤损害，可自愈。

【治疗要点】

总的治疗原则为抗病毒治疗、全身支持治疗、局部对症处理和防止继发感染。主要目的是缩短疗程、减轻症状和促进愈合。

1. 全身治疗

（1）抗病毒治疗：阿昔洛韦应在发病 72 小时内应用，小儿慎用。酌情使用伐昔洛韦和泛昔洛韦等其他抗病毒药物。

（2）中药治疗：双黄连口服液及抗病毒口服液等。

（3）支持治疗：注意休息，饮水及口服复合维生素B、维生素C等。

2. 局部治疗　口腔局部使用消炎、止痛、促进愈合的药物。早期局部应用阿昔洛韦软膏等。

【预后】

本病有自限性，病程一般为 7 ~ 14 天，但是免疫缺陷患者（如艾滋病患者）、应用免疫抑制剂和接受化疗的患者等可发生致命的播散性感染。

【预防】

应避免接触单纯疱疹患者的病损部位及唾液、粪便等，特别是儿童等易感人群。应避免诱发因素以减少复发。

三、带状疱疹

带状疱疹（herpes zoster）是由水痘-带状疱疹病毒（herpes varicella-zoster virus，VZV）所致的皮肤黏膜感染性疾病。初发感染表现为水痘，之后病毒潜伏在脊髓后根神经节或脑神经的感觉神经节中，口腔及颌面部病损由潜伏在三叉神经节的VZV被激活所致（图2-2-2）。

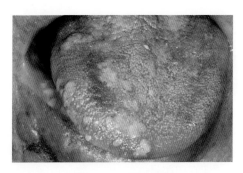

图 2-2-2　带状疱疹

【诊断要点】

1. 临床表现

（1）多见于50岁以上人群或免疫功能低下患者。

（2）前驱症状为低热、乏力、食欲不佳等。患侧病损部位起初有烧灼感、疼痛、局部张力增加等，触之有痛觉敏感，继而出现患侧黏膜和（或）皮肤的较剧烈疼痛，严重者带状疱疹愈合后仍遗留超过4周的神经痛，为带状疱疹后神经痛（post herpetic neuralgia，PHN）。若侵犯面神经膝状神经节，可出现同侧面瘫、耳部疱疹、耳鸣/耳聋、味觉障碍等，称为Ramsay-Hunt综合征。

（3）可单独或同时侵犯三叉神经第一支（眼支）、第二支（上颌支）和第三支（下颌支）。在相应黏膜及皮肤处，病损为粟粒大小透明水疱，成簇分布，周围有红晕。疱破后结痂，多数2~4周愈合，皮肤可留有暂时性淡红斑或色素沉着。

（4）损害沿三叉神经呈带状分布，单侧发生，一般病损不越过中线。

2. 实验室检查

（1）Tzanck涂片法：检测皮损标本中的多核巨细胞和核内包涵体，但无法区分VZV和HSV感染。

（2）直接荧光抗体染色：从损害基底部做细胞刮片进行VZV感染细胞的直接荧光抗体（direct fluorescence antibody，DFA）染色，检测快速且灵敏度高。

（3）ELISA和免疫荧光技术：ELISA和免疫荧光技术可检测VZV特异性IgG、IgM和IgA。VZV IgG可自发地或在HSV感染复发时升高（抗原决定簇的交叉反应），而IgM升高及高滴度的抗VZV IgA抗体常意味着VZV感染复发。

（4）PCR检测法和病毒培养：收集疱液，用PCR检测法、病毒培养予以确诊。由于实验室诊断操作难度较大，病毒培养在临床较少采用。目前主要依靠临床症状、体征进行诊断。

（5）组织培养法：直接检测病毒，时间长。此外，因为皮损处病毒不容易复活，易有假阴性。

综上，带状疱疹通常根据典型临床表现即可诊断。实验室检查是诊断不典型病例及进行鉴别诊断的重要方法。孕妇和新生儿的VZV感染、免疫缺陷患者不典型的感染、可疑中枢神经系统VZV感染必须由实验室诊断确诊。

【鉴别诊断】

1. 单纯疱疹　儿童易发，成人多为复发。口腔损害可成簇发生，无典型疼痛及沿神经单侧分布特征。

2. 手足口病　儿童多见，多伴有发热等全身症状，手掌、足底、臀部等可见水疱及丘疹病损。

3. 复发性阿弗他溃疡　有口腔溃疡反复发作史，全身反应较轻，无皮肤损害，可自愈。

【治疗要点】

总体治疗目标是缓解急性期疼痛，缩短病损持续时间，防止病损扩散，预防或减轻 PHN 等并发症。

1. 全身治疗

（1）抗病毒药物：能有效缩短病程，加速皮疹愈合，减少新皮疹形成，减少病毒播散到内脏。应在发疹后 72 小时内开始使用，以迅速达到并维持有效浓度，获得最佳治疗效果。目前批准使用的系统抗病毒药物包括阿昔洛韦、伐昔洛韦、泛昔洛韦等。

（2）糖皮质激素疗法：仍存在争议。普遍观点认为，在带状疱疹急性发作早期系统应用糖皮质激素类药物并逐步递减可以抑制炎症过程，缩短急性疼痛的持续时间和皮损愈合时间，但对已发生的 PHN 无效。在没有系统性抗病毒治疗时，不推荐单独使用糖皮质激素类药物。

（3）镇痛治疗：对于轻中度疼痛，考虑使用对乙酰氨基酚、非甾体抗炎药或曲马多；对于中重度疼痛，使用阿片类药物，如吗啡或羟考酮，或治疗神经病理性疼痛的药物，如钙离子通道调节剂加巴喷丁、普瑞巴林等。建议请相关科室医师会诊后，由疼痛科医师开具相关药物。

（4）中医治疗：中医学认为本病初起多为湿热困阻、湿毒火盛，后期多为火热伤阴、气滞血瘀或脾虚失运，余毒未清。初期以清热、利湿、解毒为先，后期以活血化瘀、理气为主，兼顾扶正固本。

2. 局部治疗 口腔局部使用消炎、止痛、促进愈合的药物，早期局部应用阿昔洛韦软膏等。皮肤病损疱液未破时可外用炉甘石洗剂、阿昔洛韦乳膏等。

【预后】

带状疱疹极少复发，预后一般较好，但侵犯某些部位可致严重后果，如侵犯三叉神经眼支可致失明，侵犯面神经和听神经可导致面瘫、耳聋和耳鸣等。此外，PHN 是高龄和免疫功能低下患者最常见的并发症，应早期积极治疗。孕妇的带状疱疹可传播给胎儿。

【预防】

提高 50 岁及以上易感人群的抵抗力是重要的基础预防措施。带状疱疹患者应采取接触隔离措施以及呼吸道隔离措施，直至病损结痂。带状疱疹疫苗适用于 50 岁以上免疫功能正常人群，可显著降低带状疱疹疾病负担，但有效率随年龄增长而降低。

四、手足口病

手足口病（hand-feet-mouth disease，HFMD）是由肠道病毒（enterovirus，EV）感染引起的一种儿童常见传染病，5 岁以下儿童多发。肠道病毒主要致病血清型包括柯萨奇病毒（Coxsackie virus，CV）A 组 4 ~ 7、9、10、16 型和 B 组 1 ~ 3、5 型，埃可病毒（ECHO virus）的部分血清型和肠道病毒 71 型（enterovirus A71，EV-A71）等，其中以 CV-A16 和 EV-A71 最为常见，重症及死亡病例多由 EV-A71 所致。

【诊断要点】

结合流行病学史、临床表现和病原学检查作出诊断。

1. 临床表现

（1）潜伏期多为 2 ~ 10 天，平均 3 ~ 5 天，可有轻度发热等全身症状。

（2）典型表现为发热，手、足、口、臀等部位出疹，可伴有咳嗽、流涕、食欲不佳等症状。口腔病损可发生于任何部位，以腭黏膜及口咽部的红斑及水疱为主，散在分布，疱破溃后形成浅糜烂或溃疡（图 2-2-3A 和 B）。手掌、足底和臀部等易摩擦部位出现数个红斑、丘疹及水疱（图 2-2-3C 和 D）。

（3）少数重型病例可出现中枢神经系统损害，表现为精神差、嗜睡、头痛、呕吐、烦躁、颈项强直等。重症病例进展较快，及时识别并正确治疗是降低病死率的关键。

2. 实验室检查

（1）血细胞分析及 C 反应蛋白（CRP）：多数病例白细胞计数正常，部分病例白细胞计数、中性粒细胞比例及 CRP 可升高。

（2）血生化：部分病例谷丙转氨酶（ALT）、谷草转氨酶（AST）、肌酸激酶同工酶（CK-MB）轻度升高，病情危重者肌钙蛋白、血糖、乳酸升高。

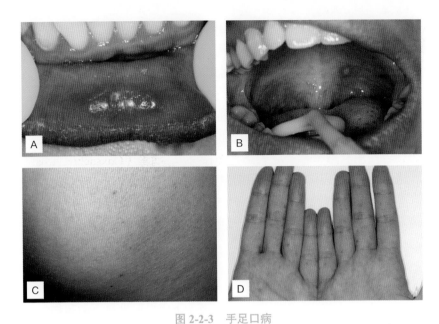

图 2-2-3　手足口病

A. 下唇内侧黏膜水疱，周围充血；B. 左侧软腭处溃疡，周围充血；C 和 D. 臀部及手掌皮肤散在多处小丘疹。

（3）病原学及血清学检查

1）临床样本（咽拭子、粪便或肛拭子、血液等标本）肠道病毒特异性核酸检测阳性或分离到肠道病毒。

2）急性期血清相关病毒 IgM 抗体阳性。恢复期血清 CV-A16、EV-A71 或其他可引起手足口病的肠道病毒的中和抗体比急性期有 4 倍及以上升高。

【鉴别诊断】

1. 疱疹性龈口炎　多见于 6 个月至 2 岁婴幼儿，缺少手足皮肤病损。

2. 疱疹性咽峡炎　病损多见于口腔后部，皮肤无病损。

3. 其他儿童出疹性疾病　手足口病普通病例需与儿童水痘、麻疹、幼儿急疹以及川崎病等鉴别，口周出现皮疹时需与单纯疱疹鉴别。可依据病原学检查和血清学检查进行鉴别。

【治疗要点】

总体原则：普通病例注意隔离，避免交叉感染，给予全身支持和局部对症治疗。重症病例需及时识别并转诊。

1. 全身治疗

（1）抗病毒治疗：目前尚无特效抗肠道病毒药物。研究显示，α干扰素喷雾或雾化吸入、利巴韦林静脉滴注早期使用可有一定疗效。若使用利巴韦林，应关注其不良反应和生殖毒性。不应使用阿昔洛韦、更昔洛韦、单磷酸阿糖腺苷等药物治疗。

（2）中医治疗：手足口病属于中医"瘟疫、温热夹湿"等范畴，传变特点具有"卫气营血"的规律，根据病症，分期辨证论治。可选用甘露消毒丹、清瘟败毒饮、羚角钩藤汤加减。亦可选用具有清热解毒等功效的中成药。

（3）支持治疗：注意营养支持，如维持水、电解质平衡等。

2. 局部治疗　口腔局部使用消炎、止痛、促进愈合的药物，如口腔溃疡散、乳酸依沙吖啶溶液等。

【预后】

大多数患儿预后良好，一般在1周内痊愈，无后遗症。少数患儿发病后迅速累及神经系统，表现为脑干脑炎、脑脊髓炎、脑脊髓膜炎等，发展为循环衰竭、神经源性肺水肿的患儿病死率高。

【预防】

手足口病被列入《中华人民共和国传染病防治法》规定的丙类传染病管理，医疗机构应于24小时内进行网络直报。

1. 一般预防措施　手足口病隐性感染率高。肠道病毒适合在湿、热的环境下生存，可通过感染者的粪便、咽喉分泌物、唾液和疱疹液等广泛传播。密切接触是手足口病重要的传播方式，接触被病毒污染的手、毛巾、手绢、牙杯、玩具、食具、奶具以及床上用品、内衣等可引起感染，还可通过呼吸道飞沫传播，饮用或食入被病毒污染的水和食物亦可感染。因此，保持良好的个人卫生习惯是预防手足口病的关键。勤洗手，不要让儿童喝生水，吃生冷食物。儿童玩具和常接触到的物品应当定期进行清洁消毒。避免儿童与患手足口病的儿童密切接触。

2. 接种疫苗　EV-A71 型灭活疫苗可用于 6 月龄至 5 岁儿童预防 EV-A71 感染所致的手足口病，基础免疫程序为 2 剂次，间隔 1 个月，鼓励在 12 月龄前完成接种。

3. 加强医院感染控制　医疗机构应当积极做好医院感染预防和控制工作。各级各类医疗机构要加强预检分诊。严格执行手卫生，加强诊疗区域环境和物品的消毒，选择中效或高效消毒剂如含氯（溴）消毒剂等进行消毒，75% 乙醇和 5% 来苏对肠道病毒无效。

五、口腔念珠菌病

口腔念珠菌病（oral candidiasis，oral candidosis）是由念珠菌属（*candida*）引起的急性、亚急性或慢性口腔黏膜感染性疾病，多见于婴幼儿及年老体弱者。念珠菌属条件致病菌，有抗细菌药物、皮质激素用药史，放射治疗史，义齿戴用史，患有贫血、糖尿病、干燥综合征，以及免疫功能低下等是口腔念珠菌病的常见诱因。

【诊断要点】

1. 临床表现

（1）典型症状：婴幼儿常出现流涎、烦躁不安及啼哭拒食等。成人可伴有口干、疼痛、烧灼感、味觉减退等。

（2）体征：口腔黏膜可出现白色凝乳状假膜，拭去后暴露充血基底（假膜型）；舌背乳头萎缩，有口角炎，口腔黏膜充血发红（红斑型，图 2-2-4）；或有白色角化斑块及肉芽肿样增生（增殖型）。

2. 实验室检查

（1）涂片法：对于确定念珠菌是否处于致病状态有重要意义。临床常用的涂片法包括直接涂片镜检法和革兰氏染色法、免疫荧光法等。

（2）分离培养法：该方法能定量判断感染及治疗效果。根据取材不同，可分为棉拭子法、唾液培养法、含漱浓缩培养法和印迹培养法等。

（3）慢性增殖型念珠菌病需行活体组织检查，以便了解有无癌

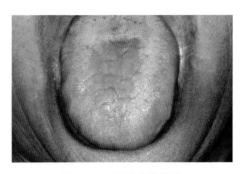

图 2-2-4　口腔念珠菌病

变风险。

【鉴别诊断】

1. 球菌性口炎　表现为充血发红的黏膜出现灰白色假膜，全血细胞分析可有白细胞升高，涂片或培养法可见大量球菌。

2. 疱疹性口炎　口腔黏膜成簇水疱样病损，破溃后遗留糜烂及表面覆盖假膜，疼痛明显，可伴有全身乏力、低热等不适。

【治疗要点】

总体治疗原则：选用抗真菌药物控制感染；积极治疗伴随的全身系统性疾病；停用或少用抗生素、糖皮质激素或免疫抑制剂；加强义齿清洁，使口腔 pH 值偏碱性；改善口腔环境，为口腔菌群平衡创造条件。

1. 局部抑 / 抗真菌药物治疗　口腔局部使用制霉菌素含片（推荐作为不伴全身系统性因素的口腔念珠菌病治疗的一线药物），氯己定含漱或 2% ~ 4% 碳酸氢钠（小苏打）溶液漱口等。局部外用克霉唑乳膏可用于口角炎的治疗。同时保持口腔卫生，注意清洁义齿等。

2. 全身抗真菌治疗　对于伴有全身系统性因素的口腔念珠菌病及增殖型口腔念珠菌病的患者，若为非耐药菌株感染，推荐氟康唑为一线治疗药物。对氟康唑耐药的口腔念珠菌感染，可口服伊曲康唑等。

3. 积极治疗基础疾病，去除诱发因素等。

【预后】

口腔念珠菌病多为口腔黏膜浅部感染，经抗真菌治疗后一般预后较好。但是，慢性增殖型念珠菌病有癌变风险，应予以积极治疗和随访。此外，伴发严重系统性疾患（如 HIV 感染、器官移植术后等）或长期使用糖皮质激素及免疫抑制剂的患者易反复发生，迁延不愈。

【预防】

应及时去除可能的诱发因素，如婴幼儿注意餐具及日常用品的消毒灭菌，成年人合理使用抗生素，老年人及体弱人群注意义齿清洁及口腔卫生，伴有系统性疾病者积极治疗原发疾病等。

六、疱疹性咽峡炎

疱疹性咽峡炎（herpetic angina）是由肠道病毒（柯萨奇病毒 A4 为主）引起的，以急性发热和咽峡部疱疹为特征的急性传染性疾病。

【诊断要点】

1. 临床表现

（1）前驱症状及全身症状较轻，可有发热、咽痛、厌食、腹泻、头痛等。

（2）口腔病损分布于口腔后部，表现为咽峡部充血、散在数个到数十个小疱，疱很快破溃，遗留糜烂面，1 周左右自愈。

2. 实验室检查　与口腔单纯疱疹类似。

【鉴别诊断】

1. 疱疹性龈口炎　多见于口腔黏膜牙龈、硬腭等部位。

2. 手足口病　除口腔损害外，同时在手掌、足底及臀部等部位的皮肤出现损害。

【治疗要点】

治疗原则为局部对症处理、抗病毒治疗和全身支持治疗（同口腔单纯疱疹）。

【预后】

良好，可自愈。

【预防】

避免接触该病患者。

七、口腔结核

口腔结核（oral tuberculosis）是由结核分枝杆菌（*Mycobacterium tuberculosis*）感染口腔黏膜所致的慢性传染性疾病。

【诊断要点】

1. 临床表现

（1）典型症状：发热，可伴有盗汗、乏力、食欲减退、体重减轻、月经失调等。肺结核患者有咳嗽、咳痰，可伴有咯血、胸痛及呼吸困难等。

（2）口腔黏膜、支持骨组织可受累。结核性溃疡是最常见的损害，表现为在结核分枝杆菌入侵处出现小结，并可发展为较深大的顽固性溃疡，边缘不整，基底硬结，呈鼠噬样，可伴局部淋巴结痛（图 2-2-5）。

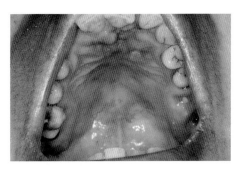

图 2-2-5　口腔结核

2. 实验室检查

（1）结核菌素皮肤试验：对未接种卡介苗者，阳性结果提示已受结核分枝杆菌感染或体内有活动性结核病。当呈强阳性时，表示机体处于超敏状态，可作为临床诊断的参考指征。

（2）影像学检查：肺部 X 线及 CT 扫描有一定提示意义。

（3）涂片镜检法：病损区涂片或痰液等标本行抗酸染色或荧光染色，提示抗酸杆菌。该法操作简单、快速，应作为常规检查手段，但灵敏度不高。涂片染色阳性只能说明抗酸杆菌存在，不能区分是结核分枝杆菌还是非结核分枝杆菌。由于我国非结核分枝杆菌发病较少，故检出抗酸杆菌对诊断结核病有重要意义。

（4）分离培养法：灵敏度高于涂片镜检法，可直接获得菌落，是结核病诊断的金标准。但结核分枝杆菌生长缓慢，分离培养阳性率仍不高。临床较少使用。

（5）聚合酶链反应（PCR）+探针检查：是结核分枝杆菌特异性检查。该方法检测快速，灵敏度和特异度均较高，是病原学诊断的重要参考。

（6）γ干扰素释放试验（interferon γ release assay）：是检测结核分枝杆菌特异性抗原刺激 T 细胞产生的 γ 干扰素，以判断是否存在结核分枝杆菌的感染，是诊断结核分枝杆菌潜伏感染的手段。

（7）血清抗结核抗体检查：特异性欠佳，灵敏度较低。

【鉴别诊断】

1. 创伤性溃疡 溃疡可深大，边缘不整，但溃疡的形态、部位与创伤因素吻合，去除创伤因素后可愈合。

2. 口腔鳞状细胞癌 溃疡长期不愈，触诊溃疡基底有浸润感，需要行活体组织检查以明确诊断。

3. 腺周口疮 溃疡深大似弹坑状，以反复发作、可自愈为特征。

【治疗要点】

总体治疗原则为全身抗结核治疗，局部以对症治疗为主。

1. 全身抗结核治疗 以早期、规律、全程、适量、联合为原则，整个化疗方案分为强化和巩固两个阶段。初治结核的一线口服抗结核药物有异烟肼、利福平、乙胺丁醇、链霉素、吡嗪酰胺等，一线注射用抗结核药物有链霉素等。复治患者应做药敏试验后选择治疗药物。

2. 局部对症治疗 口腔局部治疗以消除继发感染、减轻疼痛、促进愈合为原则。

【预后】

早期发现并规范治疗，一般预后良好。

【预防】

控制传染源，避免接触，接种疫苗。

参考文献

［1］华红，刘宏伟. 口腔黏膜病学. 2 版. 北京：北京大学医学出版社，2021.

［2］陈谦明. 口腔黏膜病学. 5 版. 北京：人民卫生出版社，2020.

［3］Glick M. Burket's Oral Medicine.13th. Hoboken: Wiley Blackwell, 2021.

［4］中国医师协会皮肤科医师分会带状疱疹专家共识工作组. 带状疱疹中国专家共识. 中华皮肤科杂志，2018，51（6）：403-408.

［5］《手足口病诊疗指南（2018 版）》编写专家委员会. 手足口病诊疗指南（2018 年版）. 中华传染病杂志，2018，36（5）：257-262.

［6］Pappas PG, Kauffman CA, Andes DR, et al. Clinical practice guideline for the management of candidiasis: 2016 update by the Infectious Diseases Society of America. Clin Infect Dis, 2016, 62(4): e1-50. doi: 10.1093/cid/civ933.

［7］中华医学会结核病学分会. 肺结核诊断和治疗指南，中国实用乡村医生杂志，2013，20（2）：7-11.

［8］中华人民共和国国家卫生和计划生育委员会. 肺结核诊断标准：WS 288—2017. 新发传染病电子杂志，2018，3（1）：59-61.

（闫志敏）

第三节　口腔黏膜斑纹类疾病

一、口腔白斑病

口腔白斑病（oral leukoplakia，OLK）是发生于口腔黏膜、以白色病损为主的损害，不能被擦去，临床和组织病理学上不能诊断为其他可定义的损害，属于口腔潜在恶性疾患（oral potentially malignant disorders，OPMDs）。

【诊断要点】

1. 临床表现　好发于 50 岁以上男性，女性也有增多趋势。可发生于口腔黏膜任何部位，颊黏膜最多见，唇、舌亦较多，上腭、牙龈、口底也可发生。

　　口腔白斑病临床表现为口腔黏膜上的白色斑块，质地紧密，界限清楚，并稍高于黏膜表面。与正常黏膜相比，其弹性及张力降低。病损范围可以小而局限，也可以是大面积且广泛分布。颜色可以为乳白、灰白或微黄的白色，也可在白色病变中掺杂发红的区域。患者多无明显的自觉症状，部分患者有粗涩不适感。临床上将白斑分为均质型和非均质型。非均质型包括疣状型、颗粒型和溃疡型。

　　（1）均质型（homogeneous type）白斑：白色斑块，微高出黏膜面，表面略粗糙，呈皱纹纸状（图 2-3-1）。有时出现细小裂纹。患者一般无自觉症状或有发涩感。

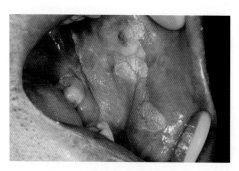

图 2-3-1　口腔白斑病（均质型）
左颊均质型白色斑块，表面呈皱纹纸样，界限清楚。

　　（2）疣状型（verrucous type）白斑：病损表现为白色斑块，厚而高起，表面呈刺状或结节状突起（图 2-3-2），质较硬，有粗糙感。增殖性疣状型白斑（proliferative verrucous leukoplakia，PVL）是疣状型白斑的特殊类型，好发于老年女性，下颌牙龈好发，易复发，具有侵袭性以及高癌变风险。

　　（3）颗粒型（granular type）白斑：病损特点为在发红的黏膜表面有细小颗粒样白色角化病损，高出黏膜面，表面不平似绒毛样。多有刺激痛。多数可查到念珠菌感染。

　　（4）溃疡型（ulcerous type）白斑：病损特点为在白色斑块基础

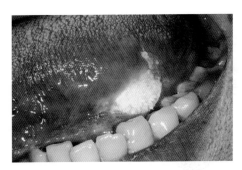

图 2-3-2　口腔白斑病（疣状型）
左侧舌腹口底疣状型白斑。

上有溃疡形成，常有明显疼痛。

均质型白斑患病率最高，其他各型患病率较低。均质型、疣状型或颗粒型白斑可以演变发展成溃疡型白斑。

2. 组织病理学检查　白斑病的组织病理学表现为上皮过度正角化或过度不全角化。颗粒层明显，棘层增厚，上皮钉突较大。结缔组织中有数量不等的炎症细胞浸润。疣状型白斑特征为上皮增厚，表面高度过角化，有角质栓塞使表面呈刺状突起。溃疡型白斑的上皮则有破坏，形成溃疡。根据上皮增殖和紊乱的程度、细胞形态变化，可以将白斑病的病理变化分为上皮单纯增生和上皮异常增生，上皮异常增生根据严重程度分为轻、中、重度（图 2-3-3）。

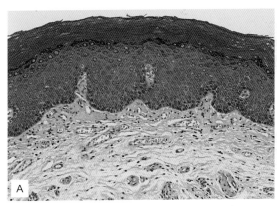

图 2-3-3　口腔白斑病组织病理学表现
A. 上皮单纯增生；
B. 上皮轻度异常增生；
C. 上皮中度异常增生；
D. 上皮重度异常增生。

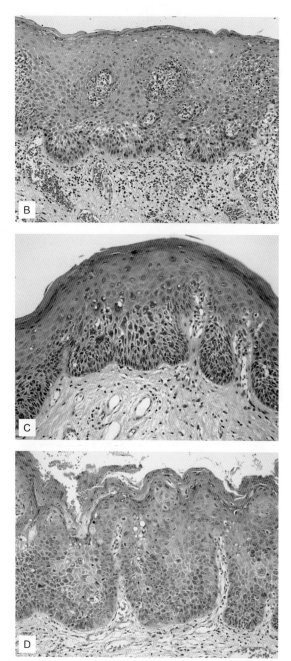

图 2-3-3 口腔白斑病组织病理学表现（续）

3. 其他辅助检查　甲苯胺蓝染色、脱落细胞巴氏染色、脱落细胞 DNA 定量分析、活体荧光染色（例如 VELscope）等可辅助判断口腔白斑的癌变情况或作为随访监测指标。

【鉴别诊断】

1. 白色角化症　是由于黏膜长期受明显的机械或化学因素刺激而形成的白色角化斑块。刺激因素可以是残根、残冠、不良修复体或吸烟。去除上述刺激后，病损会逐渐变薄，甚至完全消退。白色角化症是良性病变。

2. 白色水肿　白色水肿多见于颊黏膜，表现为黏膜增厚、发白，但很柔软，弹性正常。口镜牵拉后，白色病损可以减轻或消失。白色水肿是良性病变。

3. 白色海绵状斑痣　为家族遗传性疾病。病损表现为黏膜增厚、发白，但较柔软，有轻微的皱褶，颊黏膜常见，亦可见于口腔黏膜其他部位。鼻腔、外阴、肛门等处黏膜亦可发生同样病变。

4. 皮脂腺异位　又称迷脂症。临床表现为黏膜上出现高于黏膜面的黄白色小斑点或小颗粒，可丛集成斑块样，以颊黏膜及唇红黏膜多见。男性多见，为良性病变，无须处理。

5. 慢性增殖型念珠菌病　多见于口角内侧黏膜、舌背及腭部黏膜。颊部损害表面呈结节状或颗粒状增生，或为固着紧密的白色斑块。腭部损害可呈乳头状增生，周围黏膜充血明显。病损涂片可发现菌丝。活体组织检查可有上皮异常增生，有癌变风险。活检组织用过碘酸希夫染色法染色后，可在上皮内发现念珠菌菌丝和上皮浅层的微小脓肿。

6. 口腔扁平苔藓　发生在舌背的扁平苔藓可呈白色斑块及条纹状，病变基底黏膜可以表现为充血发红和糜烂。其他部位口腔黏膜很少形成斑块。口腔扁平苔藓可伴有皮肤损害。典型的皮肤损害为多角形紫红色丘疹，自觉症状主要为瘙痒。

7. 口腔黏膜下纤维化　主要与咀嚼槟榔有关。病损表现为黏膜淡白色，似云雾状，并可表现为黏膜下纤维性条索。以颊部多见，舌背损害可见黏膜发白，舌乳头萎缩。上腭可呈灰白色条索状，悬雍垂缩小。后期可出现舌运动及张口受限，吞咽困难。自觉症状有烧灼感、口干及刺激性痛。该病有癌变风险，世界卫生组织（WHO）将其归属为口腔潜在恶性疾患。

【治疗要点】

目前口腔白斑病尚无根治方法及特效治疗方法。其治疗原则是卫生宣教、消除局部刺激因素、监测并预防癌变。主要治疗药物是局部和全身使用去角化药物，监测和预防癌变的重要手段是组织病理学活检和定期随访。

1. 卫生宣教　加强口腔健康卫生宣教是口腔白斑病早期预防的重点。

2. 去除刺激因素　提倡健康生活方式，如戒烟、戒酒，戒除咀嚼槟榔习惯，少食酸、辣、烫、麻等刺激食物；去除残根、残冠、不良修复体等口腔内一切机械刺激因素。

3. 药物治疗

（1）维生素 A 及维 A 酸类：维生素 A 成人每次 2.5 万单位，每天 1～2 次口服。维 A 酸推荐局部用药。0.05%～0.1% 维 A 酸软膏局部涂擦，每天 1～2 次，病损减轻后减量使用，部分患者停药后复发。充血、糜烂的病损不推荐使用。

（2）维生素 E：可单独或与维生素 A 联合使用。每次 50 mg，每天 3 次口服。

（3）其他：番茄红素、β 胡萝卜素等也可用于治疗口腔白斑病。

4. 外科治疗　外科手术切除白斑仍是目前不可缺少的治疗方法。手术治疗的选择应结合病损的异常增生程度、临床病损类型、病损部位、病损面积、是否伴发念珠菌感染、是否伴发乳头瘤病毒感染、患者的年龄和性别以及是否伴有其他系统性疾病等综合考虑。少数病例手术后仍有复发。

5. 光生物调节治疗　激光治疗可以去除黏膜表层的组织，对结缔组织损伤小，术后只有轻微疼痛和水肿，遗留瘢痕可能性小。最常用的是 CO_2 激光。激光治疗后仍可出现口腔白斑病的复发和癌变。

伴有异常增生病损者可考虑光动力治疗，但必须密切追踪，如有恶变倾向或发生于危险区，则考虑手术切除。

【随访】

目前，对口腔白斑病的随访建议如下：有高危因素者，建议每1~3个月进行一次癌变风险评估；无高危因素者，建议每3个月进行一次癌变风险评估。随访时可采取临床检查和无创辅助检查方法，必要时可再次活检。

【预后】

口腔白斑病属于口腔潜在恶性疾患。最新的meta分析显示，口腔白斑病的癌变率为9.8%（1.1%~40.8%）。病理检查有无异常增生及异常增生程度是目前预测癌变风险最重要的指标。口腔白斑病患者伴有以下情况时癌变倾向较大，应严密随访观察，必要时可多次活检。以下影响因素与白斑发生癌变有关：

1. 病理　伴有上皮异常增生者，程度越重越易癌变。

2. 临床类型　疣状型、颗粒型、溃疡型及伴有念珠菌感染、HPV感染者。

3. 病损部位　舌缘、舌腹、口底及口角等部位是恶变危险部位。

4. 时间　病程长者。

5. 吸烟　不吸烟者。

6. 性别　女性，尤其是不吸烟的年轻女性。

7. 面积　白斑病损面积大于200 mm^{2}的患者。

二、口腔红斑病

口腔红斑病又称凯拉增生性红斑（erythroplakia of Queyrat）、红色增殖性损害（erythroplastic lesion），是一种口腔潜在恶性疾患。1978年WHO将其定义为"口腔黏膜上出现的鲜红色斑片，呈天鹅绒样。临床及病理学上不能诊断为其他疾病者"。

【诊断要点】

1. 临床表现　口腔红斑病好发于中老年患者。表现为大小不等的鲜红色斑块或者斑片，边界清楚，表面光滑或有颗粒增生。可以发生在口腔和口咽部黏膜的任何部位，多单独发生，可无症状或者有轻微刺痛。

口腔红斑病分以下三个类型。

（1）均质型红斑（homogeneous erythroplakia）：红斑表面光滑、柔软，边界清楚，红斑区内有时可见外观正常的黏膜。多见于颊、腭等处黏膜。

（2）间杂型红斑（interspersed erythroplakia）：红斑中间间杂白色颗粒样角化病变，红白相间，舌腹、口底多见。

（3）颗粒型红斑（granular erythroplakia）：红斑表面有红色颗粒，稍高出黏膜表面，可发生于口腔黏膜各个部位（图 2-3-4）。此型往往是原位癌或早期浸润癌。

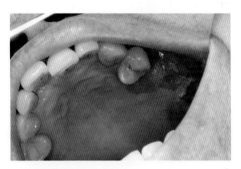

图 2-3-4　口腔红斑病（颗粒型）
上牙牙槽嵴红色斑块，界限清楚，表面有颗粒样增生。

2. 组织病理学表现　表层主要为角化不全或混合角化，单纯正角化少见。上皮增生，上皮钉突增大、伸长，而钉突之间的上皮萎缩变薄，结缔组织中血管扩张、充血及血管增生，结缔组织中有炎症细胞浸润。病理学检查可见上皮异常增生（图 2-3-5），或者已经进展为原位癌或浸润癌。

3. 辅助检查

（1）脱落细胞检查：刮取病变区表面细胞进行染色和分析，可以作为组织病理学的辅助检查以及长期随访的无创检查方法。刮取以后可以经巴氏染色和 Feulgen 染色等，具有较高的灵敏度和特异

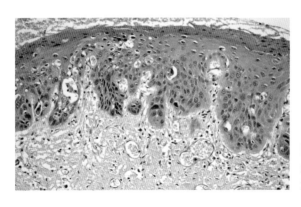

图 2-3-5　口腔红斑病组织病理学表现
重度上皮异常增生。

度，临床需要注意假阳性的辨别。

（2）甲苯胺蓝染色法：将 1% 甲苯胺蓝液涂于擦干的病损表面，20 秒后用 1% 醋酸洗去。深蓝色着色部位为可疑癌变部位，可作为组织活检部位的指示参考。

（3）活体荧光染色：活体荧光检测技术是目前新兴的癌症诊断技术，目前有很多较成熟的装置。恶变区域表现出荧光缺失，可以作为组织病理取材部位的指示以及病情监测的指标之一。临床需要注意假阳性的辨别。

【鉴别诊断】

1. 糜烂型扁平苔藓　中年女性多见，病损对称分布。充血黏膜病损周围可见白色网纹或斑块。白色病损稍高出黏膜表面，边界不清。红斑病损则边界清楚，表面呈天鹅绒样，柔软而平整，或伴有颗粒或结节。组织病理学检查有助于鉴别。

2. 义齿性口炎　发生在义齿承托区，表现为义齿承托区黏膜片状充血或有肉芽状增生，为念珠菌感染引起的黏膜病变。义齿的组织面涂片检查可找到念珠菌菌丝，抗真菌治疗有效。

3. 口腔结核　表现为慢性持久性溃疡，呈鼠噬状，表面可见暗红色桑葚样肉芽组织。组织病理学检查、X 线检查、结核菌素试验、病损区分泌物的抗酸染色以及结核分枝杆菌分离培养等有助于鉴别。

【治疗要点】

1. 首先行抗感染治疗，若1～2周无好转，应取活检明确诊断。

2. 去除口腔内一切刺激因素。

3. 口腔红斑病根据病理表现程度不同，可采用手术、光动力治疗、冷冻治疗等去除病变，不宜保守治疗。

【预后】

本病癌变率高，需要长期密切随访。

三、口腔扁平苔藓

口腔扁平苔藓（oral lichen planus，OLP）是一种细胞免疫介导的皮肤和黏膜慢性炎症性疾病。皮肤及黏膜可单独或同时发病。长期糜烂的口腔扁平苔藓有潜在恶变风险，WHO将其列为口腔潜在恶性疾患。

【诊断要点】

1. 临床表现　女性多于男性。发病年龄不限，但多发于30～50岁者。

（1）口腔黏膜表现：OLP可发生于口腔黏膜任何部位，以颊黏膜最为多见，损害多呈对称性分布。表现为针尖大小的灰白色丘疹，进而组成细的角化条纹，称为Wickham纹。角化条纹互相交织形成树枝状、网状、环状、斑块状等多种形态。灰白色角化条纹周围可伴有充血、糜烂、萎缩和水疱等损害。多种损害可同时出现，互相重叠和互相转变。网纹状损害的患者可无自觉症状，或者出现粗糙、木涩、烧灼感。当黏膜有炎症充血时，遇辛、热、辣等食物刺激可发生敏感性灼痛。而当黏膜糜烂时，则疼痛加剧。患者病情反复、迁延，一般难以自愈。

1）不同部位的口腔黏膜损害：OLP在不同部位的口腔黏膜损害特征不同。

A. 颊部：颊部是OLP最好发部位，病损多为双侧对称发生，单侧发生者较少。网纹状表现多见。

B. 唇部：下唇多发或上下唇同时受累，呈网纹状，舔湿或用水涂擦则透明度增加，网纹清晰度增加。可发生糜烂、渗出以及结痂。发生于唇部的陈旧性损害可沿唇红皮肤交界处形成带状色素沉着斑，皮肤与黏膜界限清楚。

C. 舌：舌是 OLP 第二好发部位。可累及舌背、舌缘和舌腹。舌背可呈现不规则斑块样损害，伴舌乳头萎缩，触之稍粗糙。在此基础上可发生充血、糜烂。舌腹部损害多呈网状、树枝状或条纹状，单侧或左右对称发生。舌腹、舌缘的扁平苔藓若长期处于充血状态，或有增生突起、糜烂，应注意观察或及时进行活体组织检查，警惕发生癌变。

D. 牙龈：表现为附着龈有灰白色斑纹，伴充血性红斑、水肿，甚至糜烂，似剥脱性龈炎样表现。患者可有灼热、敏感等症状。合并其他部位的扁平苔藓时，容易诊断。单独发生于牙龈的损害，需借助组织病理学检查，需与天疱疮、黏膜类天疱疮等疾病加以鉴别。

2）OLP 口腔黏膜损害的常见临床类型

A. 网纹型：可见稍高隆起的灰白色条纹，相互交织成树枝状、环形和网状，发生于口腔黏膜各个部位，患者多无自觉症状。

B. 斑块型：灰白色丘疹融合而成，圆形或椭圆形，多见于舌背，导致舌乳头萎缩或消失，需与白斑鉴别。多无自觉症状。

C. 萎缩型：此型损害多见于口腔黏膜，皮肤较少见，表现为上皮萎缩变薄，有充血性红斑，严重时破溃糜烂。常出现于灰白色角化网纹周围。多发生于牙龈、舌背、颊黏膜等部位。患者出现烧灼、刺激性疼痛等自觉症状。

D. 水疱型：可发生于颊、唇、前庭沟及翼下颌韧带等处黏膜。疱为透明或半透明，周围伴有斑纹或丘疹，疱破后形成糜烂面。

E. 糜烂型：糜烂常与充血、角化斑纹同时发生，表现为形状不规则的淡黄色假膜，边缘充血发红，有轻度水肿，周缘围绕灰白色网纹。可发生于颊、唇、舌背、舌腹、龈颊移行皱襞等部位。患者多有自发性疼痛。

F. 陈旧性损害：呈暗褐色色素沉着，表面平滑，深浅不一，形状也不规则。有人认为该色素沉着是扁平苔藓的愈合型或静止型。

OLP 依据损害形态和严重程度不同，以及为便于临床治疗，常分为糜烂型及非糜烂型（图 2-3-6 和图 2-3-7）。

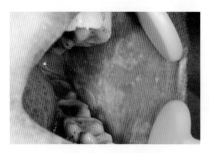

图 2-3-6　口腔扁平苔藓（非糜烂型）
左颊黏膜广泛白色角化条纹，
部分基底部发红。

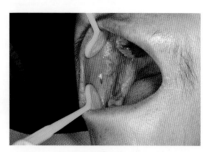

图 2-3-7　口腔扁平苔藓（糜烂型）
右颊黏膜白色条纹，表面可见糜烂面，
表面有渗出性假膜。

（2）口腔黏膜以外的损害：除最常发病的口腔黏膜以外，扁平苔藓也可以发生于其他部位皮肤和黏膜（如生殖器）、指（趾）甲等部位。

1）皮肤表现：约 15% 的 OLP 患者可发生皮肤损害。典型的皮肤扁平苔藓为紫红色多角形扁平丘疹，绿豆到黄豆大小，散在或融合成斑片，多对称分布于前臂、手腕、下肢、颈部等处，亦发生于腰、腹、躯干。损害边界清楚，表面扁平或微凹，上覆盖鳞屑或痂皮，表面有蜡样角质薄膜，周围伴灰白色细纹，即 Wickham 纹，触之稍硬韧。男性或女性生殖器也可出现损害。病损累及头皮时，破坏毛囊形成毛囊周围红斑和毛囊角质栓，患者出现脱发甚至永久性脱发。

2）指（趾）甲表现：扁平苔藓累及指（趾）甲时可出现甲床变薄，甲板起皱呈纵嵴状，甲板末端游离边缘裂开。也可出现甲板纵裂，甲下过度角化，甚至甲板消失。甲翼状胬肉是扁平苔藓指（趾）甲损害的特征性表现。指甲比趾甲更易受累。

2. 病理学表现

（1）组织病理学表现：上皮过度角化不全、基底细胞液化变性及基底膜下方固有层中大量淋巴细胞呈带状浸润是扁平苔藓的典型病理表现（图 2-3-8）。上皮角化层增厚或变薄，颗粒层增生明显，棘层肥厚，少数萎缩变薄，上皮钉突伸长呈锯齿状，基底细胞排列紊乱，基底膜界限模糊不清，基底细胞明显者可形成上皮下疱。棘层、基底层或固有层内可见嗜酸染色的胶质小体（colloid body）。

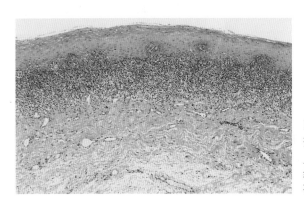

图 2-3-8　口腔扁平苔藓组织病理学表现
上皮过度角化不全，基底细胞液化及空泡性变，固有层淋巴细胞带状浸润。

（2）电镜表现：基底细胞内线粒体和粗面内质网肿胀，胞质内出现空泡。基底细胞间桥粒及与基底膜间的半桥粒松解变性，基底膜增厚、变性、破坏。有人认为，变性的桥粒可能成为抗原而引起自身免疫反应。

（3）免疫病理学表现：OLP 上皮基底膜区有免疫球蛋白沉积，主要为 IgM，也可有 IgG 和 C3 的胶质小体沉积。直接免疫荧光法可见细小的颗粒状荧光，沿基底膜区呈带状分布。胶质小体对抗体、补体均呈阳性荧光反应。基底膜区及部分血管壁内可见纤维蛋白沉积，免疫荧光检查抗纤维蛋白抗体在基底膜区呈网状荧光，主要为 IgM。

【鉴别诊断】

OLP 应与口腔白斑病、慢性盘状红斑狼疮、口腔红斑病、寻常型天疱疮、黏膜类天疱疮、苔藓样损害、皮脂腺异位等疾病鉴别。

1. 口腔白斑病　发生于舌背处的斑块样扁平苔藓易与口腔白斑病相混淆。舌背扁平苔藓病损局部为灰白而透蓝色，表面平滑而润泽，伴舌乳头萎缩，弹性张力基本正常；而白斑多为白色或白垩色斑块，有裂隙，周缘界限清楚，触之稍硬且粗糙，无自觉不适。

2. 盘状红斑狼疮 盘状红斑狼疮损害多见于下唇，常向皮肤侧扩展，致使唇红黏膜与皮肤的界限不清；而扁平苔藓病损只在黏膜内扩展，不扩展至皮肤。两者组织病理学表现不同，免疫病理学检查有助于鉴别诊断。

3. 口腔红斑病 间杂型红斑与 OLP 很难鉴别。间杂型红斑病损是指在红斑病损的基础上出现散在的白色斑点，对发生于舌腹、舌缘、口底、口角区黏膜的病损应予以高度警惕。主要依靠组织病理学检查确诊并确定其癌变风险。

4. 寻常型天疱疮 寻常型天疱疮表现为鲜红色糜烂面，周围水肿，边缘扩展现象阳性。组织病理学检查可见棘层松解，上皮内疱。免疫荧光检查见棘细胞间网状荧光。血清 ELISA 法检查可见桥粒芯糖蛋白 Dsg1、Dsg3 水平升高。

5. 黏膜类天疱疮 好发于牙龈，临床可见疱壁完整的水疱或水疱破溃后形成的糜烂面。组织病理学检查可见上皮下疱形成。免疫荧光检查见基底膜区翠绿色荧光带。

6. 副肿瘤性天疱疮 其口腔临床表现具有多形性，可出现类似糜烂型 OLP 的表现。皮肤病损亦具有多形性，鼠膀胱上皮间接免疫荧光检查或免疫印记法检查有助于明确诊断，胸部和腹部 CT 检查有助于发现体内的肿瘤。

7. 苔藓样损害 苔藓样损害或苔藓样反应常可分为接触性、药物性、移植物抗宿主反应等三种类型。接触性苔藓样反应是指使用银汞合金为主的金属材料修复或充填牙齿后，接触部位的黏膜出现类似 OLP 样表现。去除充填体或修复体后病损可减轻或消失。一些非金属材料，包括槟榔和调味剂等，也可能引发类似表现。药物性苔藓样反应相关药物包括非甾体抗炎药、降压药、抗焦虑/抑郁药、抗疟疾药、降糖药、抗生素以及某些中药。近年来新兴的一些生物制剂，如肿瘤坏死因子 α（TNF-α）抑制剂、抗 PD-1/PD-L1 抗体等诱发药物性苔藓样反应的报道也逐渐增多。停用可疑药物后反应可减轻或消失。骨髓移植后的患者若出现慢性移植物抗宿主病（graft-versus-host disease，GVHD），口腔黏膜和皮肤可出现类似 OLP 的表现，根据相关病史及临床检查可进行诊断；若表现不典型，必要时可行组织病理学检查。

8. 皮脂腺异位 又称迷脂症。临床表现为黏膜上出现高于黏膜面的黄白色小斑点或小颗粒丘疹，可丛集成斑块样，以两侧颊黏膜及唇红黏膜多见。男性多见，为良性病变，无须处理。

【治疗要点】

治疗原则：本病病因不清，因此尚无特效治疗方法。临床上需根据病损的严重程度、临床类型、患者的症状选择治疗措施。对无症状的网纹状病损可不予治疗，但需定期追踪随访。有症状者可以局部或全身治疗，目的是消除充血，促进糜烂处愈合，缓解疼痛等不适症状。

1. 局部治疗

（1）去除局部刺激因素，保持口腔卫生，消除感染性炎症。首先应去除各种机械和化学刺激，如去除牙垢、牙石，以消除牙龈炎症和对口腔黏膜损害的刺激。其次修整不良修复体，减少锐利牙尖及边缘对黏膜病损的刺激。

（2）局部药物治疗

1）糖皮质激素类：用于局部病损严重、长期糜烂不愈者，有助于消除糜烂、充血、炎症，促进愈合。可局部涂擦 0.1% 曲安奈德乳膏、0.1% 氟轻松乳膏、0.05% 氟氢酸酯乳膏、0.05% 氯倍他索乳膏。0.05% 氯倍他索乳膏是强效糖皮质激素类药物，长期使用者可造成局部菌群失调等不良反应，应注意预防。顽固的糜烂型扁平苔藓可以局部给予糖皮质激素类药物封闭治疗，如曲安奈德注射液，每次 10~20 mg，每 2~4 周封闭 1 次。

2）免疫抑制剂：强效激素类药物治疗无效者可局部使用免疫抑制剂，如他克莫司、吡美莫司、环孢素等钙依赖型磷酸酶抑制剂。

A. 他克莫司：对于黏膜糜烂型和难治性扁平苔藓有良好的疗

效。主要副作用是烧灼感，建议短期、小剂量、间断使用，文献报道长期使用有致癌风险。

B. 吡美莫司：1% 吡美莫司治疗 OLP 的效果相当于 0.1% 曲安奈德等中效糖皮质激素类药物。

C. 环孢素：环孢素溶液含漱，每天用量 50～1500 mg；或者局部涂擦环孢素乳膏，每天用量 26～48 mg。副作用是可能引起高血压，有肾毒性，费用高，味道差，使用初期可有暂时烧灼感。

3）维 A 酸类：0.05%～0.1% 维 A 酸软膏适量涂于局部，每天 1 次。不良反应是用药部位可能发生红斑、肿胀、脱屑、结痂、色素增加或减退。发生不良反应时需停药，停药 2～5 周后易复发。可作为临床辅助用药，用于斑块型 OLP 或角化明显的病损处。

4）中药：中成药粉剂具有促进糜烂面愈合的作用。如养阴生肌散，涂于糜烂病损表面，每天 2～4 次。

5）其他：0.1% 依沙吖啶溶液、0.12% 氯己定溶液、1% 聚维酮碘溶液等可起到局部消炎防腐的作用。

2. 全身治疗　局部治疗无效者可以给予全身治疗。临床多采用免疫调节治疗。

（1）糖皮质激素类：对于顽固性糜烂型 OLP，可短期给予小剂量糖皮质激素类治疗。成人每天口服 15～30 mg 醋酸泼尼松，疗程为 1～2 周。可配合糖皮质激素类局部应用。

（2）羟氯喹：成人每天口服 100～200 mg，每天 2 次。其副作用包括：兴奋、情绪改变等中枢神经系统反应；眼部出现管状视野，角膜、睫状体、视网膜水肿；皮肤出现荨麻疹、苔藓样反应；再生障碍性贫血、粒细胞减少、血小板减少等血液系统症状；以及胃肠道反应。使用中注意监测相关不良反应。

（3）雷公藤：成人每天每千克体重口服 0.5～1.0 mg，分 3 次于餐后服用，2 个月为一个疗程。不良反应以消化道反应最常见，主要有恶心、呕吐、腹痛等；其次为皮肤黏膜出现皮疹、出血性红斑、糜烂等；对生殖系统也有影响，长期服用可引起不育。其他不良反应还有降低白细胞，损伤心、肝、肾及中枢神经系统。

（4）昆明山海棠：每次 0.5 g，每天 3 次口服，2 个月为一个疗程。

（5）硫唑嘌呤：成人每天药量 75～150 mg。副作用是抑制骨髓造血功能，长期使用有增加内脏肿瘤发生的危险。

（6）甘草酸：用于合并丙型肝炎的 OLP 患者。每天 40 mg，口服或静脉输注。副作用有水肿、胸闷、低血钾、血压轻度升高、头痛等。由于老年患者易出现低血钾，使用时需检测血钾、血压。禁止与含甘草的制剂合用，否则可能导致醛固酮增多症。

（7）氨苯砜：可用于糜烂型 OLP 的治疗，适用于对糖皮质激素治疗不敏感的患者，但不作为常规治疗药物。成人每天口服 100～150 mg。副作用是可出现溶血、头痛等不良反应。

（8）其他：吗替麦考酚酯、沙利度胺等也被报道用于治疗 OLP。吗替麦考酚酯成人每天用量 2～4 g。沙利度胺成人每天 100～150 mg，其副作用是引起嗜睡、末梢神经炎，甚至导致"海豹胎"，育龄期妇女禁用。

（9）中药：由于本病病因尚不明确，临床尚缺少特效疗法。采用中西医结合方法治疗，病证结合、内外兼治，收效较好。本病辨证论治后可采用滋阴养血，益气健脾，疏肝解郁，理气活血，疏风润燥，滋补肝肾，滋阴清热，活血化瘀等法治之。

【预后】

2005 年 WHO 将扁平苔藓列为口腔潜在恶性疾患，国内外最新研究显示 OLP 的恶性转化率为 1.14%～1.37%。大多数扁平苔藓处于良性过程，但需警惕长期溃疡糜烂的病损，对迁延不愈者应予以定期追踪观察。长期刺激是诱导其癌变的重要危险因素，如烟、酒、辛辣、念珠菌等微生物感染等。

四、口腔白色角化症

口腔白色角化症（oral keratosis）又称口腔白色角化病、良性角化病（benign hyperkeratosis），是长期机械或化学刺激造成的口腔黏膜局部白色角化斑块或斑片状损害。长期的机械或者化学刺激包括残根、残冠、不良修复体或者烟草等。

【诊断要点】

根据典型的临床表现、局部刺激因素以及长期吸烟史即可明确诊断。

1. 临床表现　白色角化损害可发生于口腔黏膜的任何部位，以颊、唇、舌、腭黏膜最为常见。表现为灰白色、浅白色或乳白色斑块或斑片，边界不清，不高或略高出黏膜表面，表面平滑，基底柔软（图 2-3-9）。与周围正常黏膜相比，损害处黏膜质地及弹性无明显变化。发生于腭部的白色角化症称为烟碱性（尼古丁性）白色角化病或烟碱性（尼古丁性）口炎，主要由于长期烟草刺激所致，表现为弥漫的灰白色或浅白色角化斑片，中央散在分布红色点状区域，是腭腺的开口。

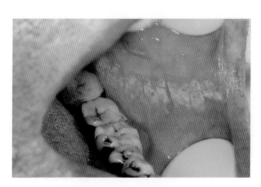

图 2-3-9　口腔白色角化症
左颊黏膜咬合线处白色角化病损。

2. 组织病理学表现　上皮过度角化或部分角化不全，上皮轻度增厚，棘层增厚或不增厚，上皮钉突伸长，基底细胞正常，基底膜清晰完整，固有层无炎症细胞浸润或有少量浆细胞和淋巴细胞浸润。

【鉴别诊断】

1. 白色水肿　双颊黏膜咬合线处多见，可能与局部刺激因素有关，半透明，牵拉后颜色变浅或者消失。组织病理学检查显示上皮细胞内水肿，空泡性变，细胞核固缩或消失。

2. 口腔白斑病 病损周围无明显刺激因素，或者去除刺激因素后白色斑块样病损不消失。病理表现可见上皮单纯增生或异常增生。

【治疗要点】

去除局部刺激因素，随访观察；角化严重者可局部使用维 A 酸类药物治疗。

【预后】

去除刺激因素后病损可变浅、缩小甚至消失。

五、白色海绵状斑痣

白色海绵状斑痣（white sponge nevus，WSN）又称白皱褶病（white folded disease）、软性白斑（soft leukoplakia）、家族性白色皱襞黏膜增生（familial white folded hyperplasia of mucous membrane），是一种少见的常染色体显性遗传疾病。

【诊断要点】

1. 临床表现

（1）白色海绵状斑痣的发生无明显性别差异。

（2）婴幼儿期即可发病，青春期发展迅速，成年后趋于静止状态。

（3）颊黏膜、口底、舌腹黏膜多见。病损表现为灰白色水波样皱褶，似海绵，柔软而有弹性（图 2-3-10）。有时皱褶可被无痛性剥离，露出正常组织面。病损对称性分布，患者多无自觉症状。

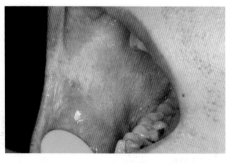

图 2-3-10　白色海绵状斑痣
右颊黏膜皱褶样改变。

（4）偶可见于鼻腔、阴道、肛门等处黏膜。

2. 组织病理学表现　上皮明显增厚和角化不全。棘细胞增大，层次增多，上皮细胞呈不同程度的水肿和空泡性变，通常在基底层上区域并延伸至接近表层，以棘细胞浅层和角化层最明显。特征性表现是棘细胞质内可见细胞核周围聚集的嗜伊红染色物质。

3. 遗传学检查　位于 12q13 染色体上编码角蛋白 4 的基因和位于 17q21 染色体上编码角蛋白 13 的基因变异。

【鉴别诊断】

1. 白色水肿　多见于双颊黏膜咬合线处，表现为灰白色或乳白色半透明的薄膜，柔软，有时有皱褶，牵拉后病损变浅或消失。可发生于任何年龄，无家族遗传性。组织病理学表现为上皮增厚，上皮细胞内水肿，空泡性变，细胞核固缩或消失，基底层无变化。

2. 口腔白斑病　表现为白色斑块，边界清楚，表面粗糙，不能擦掉或揭去。好发于成年人，无家族遗传性。组织病理学表现为上皮单纯增生或异常增生。

3. 口腔扁平苔藓　可发生在口腔黏膜任何部位，表现为白色网纹或条纹。多对称分布，不能擦除或揭去。组织病理学表现为基底细胞液化变性，固有层内有淋巴细胞浸润带。

【治疗要点】

为遗传性疾病，需针对突变基因采取相应治疗，但目前尚无相关的基因治疗方法。对于临床无症状者，不需要治疗。有症状者可以尝试四环素类药物含漱，维 A 酸类药物局部涂擦等。

【预后】

预后良好，无恶变风险。

六、盘状红斑狼疮

盘状红斑狼疮（discoid lupus erythematosus，DLE）是累及皮肤黏膜的一种慢性自身免疫性疾病，以皮肤黏膜损害为主，极少数病例可转为系统性红斑狼疮。本病有癌变风险，WHO 将其归为口腔潜在恶性疾患。

【诊断要点】

1. 临床表现　口腔黏膜是 DLE 的好发部位，25%～30% 的 DLE 患者有口腔损害。口腔黏膜病损可以单独发生，也可以与皮肤损害合并出现。

（1）口腔损害：可发生于口腔任何部位，以下唇唇红部多见。特征为圆形或椭圆形红斑，糜烂凹下似盘状，边缘稍隆起，界限清楚，周边有放射状排列的白色细短条纹（图 2-3-11）。可向唇红缘延伸累及皮肤，导致唇红与皮肤界限消失。唇部糜烂后可出现黑色血痂或脓痂，长期慢性病损可导致唇红及唇周皮肤色素沉着或有类似"白癜风"的脱色斑。患者自觉症状少，有时有微痒、刺痛或烧灼感。损害也可发生于口内黏膜，其中以颊黏膜较多见。表现为形状不规则、大小不等的红斑，可伴有糜烂，四周有排列整齐的放射状白色短条纹。

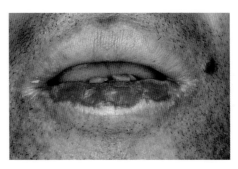

图 2-3-11　盘状红斑狼疮
下唇糜烂，周围放射状短条纹，唇红缘不清。

（2）皮肤损害：80% 的 DLE 病损发生于面部、头皮和颈部等光暴露部位，以头面部最常见，表现为界限清楚的紫红色丘疹或斑块，表面有黏着性鳞屑。去除鳞屑可见扩张的毛囊孔，而取下的鳞屑状似"图钉"，即"角质栓"。陈旧性病损中央萎缩，毛细血管扩张，色素减退。

（3）其他系统损害：少数可伴胃肠道症状、不规则发热、乏力、关节酸痛或关节炎、淋巴结肿大、心脏病变、肾病变、肝脾大等。但出现全身症状者本身有可能就是早期系统性红斑狼疮（systemic lupus erythematosus，SLE），因此有必要对这些患者进一步做免疫学检查，以排除 SLE。

2. 实验室检查

（1）血细胞分析：多数患者无明显异常，少数 DLE 患者可表现为白细胞减少、红细胞沉降率加快、球蛋白升高等实验室检查异常。

（2）免疫学检查：单纯 DLE 患者只有 4% 能够被检出血清中抗核抗体（antinuclear antibodies，ANA）滴度升高，抗双链 DNA 抗体（anti-dsDNA antibodies）、抗 Sm 抗体可能与 SLE 有关。抗双链 DNA 抗体对于诊断 SLE 具有高度特异性。当抗双链 DNA 抗体、抗 Sm 抗体阳性时，应注意排查罹患 SLE 的风险。

3. 病理学表现

（1）组织病理学表现：上皮过度角化或不全角化，角化层可有剥脱，颗粒层明显。上皮与固有层间形成裂隙和小水疱，基底膜模糊不清。固有层毛细血管扩张，血管内见玻璃样血栓。血管周围淋巴细胞密集和少量浆细胞浸润，血管周围可见类纤维蛋白沉积，苏木精 - 伊红染色呈粉红色，过碘酸希夫反应（PAS）呈红色。结缔组织内胶原纤维玻璃样变，纤维水肿、断裂。皮肤病损有时可见角质栓。棘层萎缩变薄，有时可见上皮钉突增生伸长，基底细胞液化变性。

（2）免疫病理学表现：直接免疫荧光检查，上皮基底层区有粗细不匀的翠绿色荧光带，称为"狼疮带"，为免疫球蛋白（IgG、IgM）及补体 C3 沉积。

【鉴别诊断】

1. 慢性唇炎 慢性唇炎与唇红部不典型的 DLE 易混淆。DLE 发生于唇红部时，病损可超过唇红缘，周围伴有白色放射状短条纹。慢性唇炎病损不超过唇红缘。此外，DLE 可伴有皮肤损害，常位于头面部、上肢、胸部、颈部等，表现为红斑、毛囊角质栓、鳞屑、色素沉着或色素脱失、毛细血管扩张、萎缩等，而慢性唇炎无皮肤损害。DLE 病理和免疫病理有特殊表现可有助于鉴别。

2. 口腔扁平苔藓　临床上 DLE 与唇部扁平苔藓最易混淆。唇部的扁平苔藓表现为不规则形状的白色网纹或斑块，中央可有充血、糜烂。发生于唇红部的病损不越过唇红缘。常伴有口内病损，口内损害常对称分布。而 DLE 位于口腔黏膜时表现为圆形或椭圆形的红斑或糜烂，中央萎缩变薄，四周有放射状短条纹，唇红部损害可越过唇红缘。扁平苔藓的典型皮肤损害为暗紫色多角形扁平丘疹，而 DLE 的皮肤损害呈圆形或椭圆形红斑。

3. 良性淋巴组织增生性唇炎　好发于下唇，典型特征为淡黄色痂皮覆盖伴阵发性剧烈瘙痒。组织病理学表现为黏膜固有层有淋巴细胞浸润，并形成淋巴滤泡样结构。

4. 多形红斑　多形红斑发生于唇红部可形成厚血痂，是一种变态反应性疾病。青壮年多发，急性病程，可有发热等全身症状，皮肤有靶形红斑。与感染及药物过敏有关，可复发。

【治疗要点】

DLE 尚无根治性治疗方法，尽量避免或减少日光直接照射，避免寒冷刺激。患者在户外戴遮阳帽，涂以遮光剂等。治疗应以局部治疗为重点，同时配合全身药物治疗以控制病情发展。

1. 局部治疗

（1）糖皮质激素类：局部糜烂性损害以糖皮质激素类药物作为一线药物。下唇唇红部有血痂或脓痂时，首先用 0.1% 乳酸依沙吖啶溶液湿敷，去除痂皮后外涂糖皮质激素类膏剂，如氟轻松软膏、地塞米松乳膏、氯倍他索乳膏、倍他米松乳膏、氢化可的松乳膏等。对于唇红部及口内黏膜的糜烂性损害，除可以涂抹糖皮质激素类乳膏外，也可以选择糖皮质激素类药物局部注射 1~2 次，1~3 次为一个疗程。

（2）免疫抑制剂：他克莫司、吡美莫司、环孢素等免疫抑制剂可用于治疗 DLE，每天涂抹 2~3 次，具有一定疗效。注意长期使用有致癌风险，对已有上皮异常增生者，应禁止使用该药物。

（3）其他：唇红部非糜烂型损害可涂抹 5% 二氧化钛软膏、5% 对氨基苯甲酸软膏、氧化锌软膏等遮光。

2. 全身治疗

（1）羟氯喹：羟氯喹是一种抗疟药，是治疗 DLE 的一线药物。推荐用量为 0.2 ~ 0.4 g/d，分 2 次口服。较常见的副作用有头晕，还可能加剧恶心、呕吐、视野缩小、视网膜病变、耳鸣、白细胞减少等。治疗期间，应定期检查血常规，白细胞低于 4×10^9/L 时应停药。用药 1 个月以上，需每 3 ~ 6 个月进行一次眼科检查。

（2）雷公藤多苷和昆明山海棠：两者具有抗炎和调节免疫的作用。雷公藤多苷片的推荐用量为每千克体重每天 0.5 ~ 1 mg，分 3 次服用，其副作用是可能引起性功能障碍。昆明山海棠副作用较小，可长期服用，每次 0.5 g，每天服用 3 次。

（3）糖皮质激素类：服用羟氯喹、雷公藤多苷效果不明显时，如无糖皮质激素类药物禁忌证，可以服用或联合使用泼尼松。每天口服 10 mg，待病情稳定后减量或停药。

（4）沙利度胺：可用于羟氯喹、糖皮质激素类等常规治疗无效的难治性或复发加重的 DLE。每天 50 ~ 100 mg，最大剂量可加至每天 400 mg。每隔 4 周剂量减半或间断服用。其主要副作用是致畸胎，因此孕妇禁用；其次是神经损害，当总量达到 40 ~ 50 g 时患者可能出现感觉异常或丧失，有些患者停药后不能恢复。

（5）免疫抑制剂：常用药物有环磷酰胺、硫唑嘌呤、甲氨蝶呤等，适用于常规治疗无效者。由于该类药物毒副作用大，不建议作为常规药物使用。

（6）中药：中药在控制 DLE 病情方面有其独到之处。可选用三黄片、橘红丸等中成药。

【预后】

DLE 通常预后较好，全身系统受累者较少。

1. 转型　DLE 转化为 SLE 的概率为 0 ~ 28%。不明原因的关节痛或关节炎、指（趾）甲周围毛细血管扩张、贫血、白细胞降低、红细胞沉降率加快、ANA 滴度 ≥ 1∶320 等是 DLE 向 SLE 转化的危险因素，需予以高度警惕。

2. 癌变　DLE 可能发生癌变，若怀疑有恶变倾向，应及时取活体组织进行病理学检查。如发现异常增生，应及时手术切除并予以长期随访，追踪病情的进展情况。

七、口腔黏膜下纤维化

口腔黏膜下纤维化（oral submucous fibrosis，OSF）是一种由咀嚼槟榔引起的慢性进行性口腔黏膜疾病。临床上表现为口干、灼痛、进食刺激性食物疼痛以及进行性张口受限、吞咽困难等。具有癌变风险，WHO 将其归为口腔潜在恶性疾患。

【诊断要点】

1. 临床表现　口腔受累部位包括颊、软腭、唇、舌、翼下颌韧带等处黏膜。颊部的病损常对称发生，表现为颊黏膜苍白，似云雾状，可扪及垂直走向的纤维条索。发生于腭部者主要累及软腭，严重者软腭缩短、悬雍垂缩小、组织弹性降低，舌腭弓、咽腭弓出现瘢痕条索（图 2-3-12）。发生于舌背、舌腹时表现为黏膜苍白、舌乳头萎缩。唇部的 OSF 可沿口裂周围扪及环形纤维条索。咽部和食管受累时出现声音嘶哑、吞咽困难。患者可自觉口腔黏膜敏感、灼痛，不能进食热、辣等刺激性食物；也可出现口干、味觉减退、唇舌麻木等。部分患者进食过硬食物时软腭出现水疱、溃疡。患者可有进行性口腔黏膜僵硬、开口受限、舌体运动障碍，甚至牙关紧闭、吞咽困难。

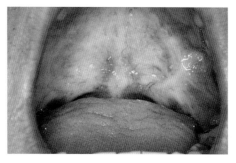

图 2-3-12　口腔黏膜下纤维化
上腭苍白，表面可见小水疱。

2. 组织病理学表现　结缔组织胶原纤维变性是本病的主要病理学改变。

（1）早期：细小的胶原纤维伴明显水肿，血管扩张充血，中性粒细胞浸润。上皮下方出现胶原纤维玻璃样变性带，下方出现胶原纤维间水肿，淋巴细胞浸润。

（2）中期：胶原纤维玻璃样变性逐渐加重，淋巴细胞、浆细胞浸润。

（3）晚期：胶原纤维全部发生玻璃样变性，结构完全消失，折光性强，血管狭窄甚至闭塞。

【鉴别诊断】

1. 口腔白斑病　白色或灰白色斑块，边界清楚，表面粗糙，触诊无条索。患者无开口受限、牙关紧闭、吞咽困难等后果，无症状或粗糙感。

2. 口腔扁平苔藓　斑块型扁平苔藓触诊柔软，无条索。其他部位黏膜可见白色网纹，还可伴有充血、糜烂等。组织病理学有特异性表现，基底细胞液化变性以及固有层有淋巴细胞浸润带。

3. 白色角化症　白色或灰白色斑块，平滑柔软，无纤维条索。患者无张口受限或吞咽困难。有明确的局部机械或者理化刺激因素，去除刺激后病损减轻或完全消失。

【治疗要点】

去除局部刺激因素，戒除咀嚼槟榔的习惯，戒烟、戒酒，避免辛辣刺激食物。

1. 西药治疗

（1）局部治疗

1）糖皮质激素类：糖皮质激素类联合丹参注射液黏膜下注射，每周1次，可以连续注射8周。

2）透明质酸酶：将透明质酸酶与曲安奈德、地塞米松等糖皮质激素联合使用。每周局部注射1次，每次1500 IU。

（2）全身治疗

1）血管扩张药：口服己酮可可碱每次400 mg，每天3次。其副作用是引起胃部刺激症状、轻度胃炎和皮肤潮红。

2）γ 干扰素（INF- γ）：局部注射每次 50 μg（150 万 U），每周 2 次，可注射 8 周。

2. 中药治疗　活血化瘀药物辅助治疗，如丹参、当归、玄参、生地、黄芪、红花。

3. 手术治疗　手术切除纤维条索可以改善严重张口受限。

【预后】

OSF 是一种口腔潜在恶性疾患，可转化为口腔鳞状细胞癌，需定期随访。

参考文献

［1］卢锐，周刚. 口腔苔藓样病变的概念、分类和临床病例特征. 口腔医学研究，2021，37（12）：1063-1068.

［2］华红，刘宏伟. 口腔黏膜病学. 2版. 北京：北京大学医学出版社，2021.

［3］中华口腔医学会口腔黏膜病学专业委员会，中华口腔医学会中西医结合专业委员会. 口腔扁平苔藓诊疗指南（修订版）. 中华口腔医学杂志，2022，57（2）：115-121.

［4］Aguirre-Urizar JM, de Mendoza IL, Warnakulasuriya S. Malignant transformation of oral leukoplakia: systematic review and meta-analysis of the last 5 years. Oral Dis, 2021, 27(8): 1881-1895.

［5］Giuliani M, Troiano G, Cordaro M, et al. Rate of malignant transformation of oral lichen planus: a systematic review. Oral Dis, 2019, 25(3): 693-709.

（刘　洋）

第四节　口腔黏膜大疱性疾病

一、天疱疮

天疱疮（pemphigus）是一种累及皮肤和黏膜的严重的慢性自身免疫性大疱性疾病。

【诊断要点】

1. 临床表现　以往将天疱疮分为寻常型、增生型、落叶型和红斑型，现分为两型——寻常型和落叶型。

（1）寻常型天疱疮（pemphigus vulgaris）

1）口腔表现

A. 口腔表现常见且早期出现病损。

B. 发生在易受摩擦的部位：唇、腭、颊、舌、咽旁、翼下颌韧带等部位。

C. 典型表现为大小不等的水疱。疱壁薄而透明，松弛易破。疱破后留下不规则的糜烂面以及残留的疱壁。临床上可出现"周缘扩展现象"以及"揭皮试验阳性"（图 2-4-1）。

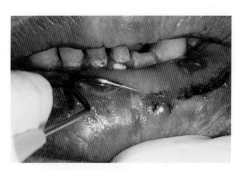

图 2-4-1 寻常型天疱疮口腔表现
口腔糜烂，周缘扩展现象阳性。

D. 糜烂面不易愈合，长期存在可影响患者咀嚼、吞咽甚至说话，且伴有非特异性口臭，淋巴结肿大，唾液增多并带有血迹。

2）皮肤表现

A. 多见于躯干以及头皮、颈、腋窝、腹股沟等易受摩擦处。

B. 早期出现大小不等的水疱，疱壁薄而松弛，疱易破，破后遗留鲜红色的糜烂面，继发感染后形成脓血痂，有臭味（图 2-4-2）。病损愈合后可有色素沉着。

C. 尼科利斯基征（Nikolsky sign，又称尼氏征）阳性：外观正常的皮肤加压刺激或摩擦后，易形成疱或脱皮，轻压疱顶可使疱向四周扩展。

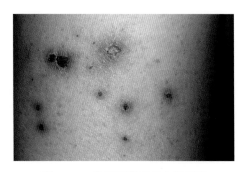

图 2-4-2　寻常型天疱疮皮肤表现
水疱破溃、糜烂、结痂。

D.　皮肤损害的自觉症状为轻度瘙痒，有糜烂面时则伴有疼痛。

F.　严重者亦可出现发热、无力、水和电解质紊乱或蛋白质丢失，甚至恶病质，最终可因反复感染而导致死亡。

3）其他部位表现：眼、外生殖器、肛门等处的黏膜也可出现与皮肤、黏膜相类似的病损。

（2）增生型天疱疮（pemphigus vegetans）：通常被认为是寻常型天疱疮的亚型，其抗原成分与寻常型一致。

1）口腔表现：在糜烂面基础上，形成乳头状或疣状增生性损害（图 2-4-3）。

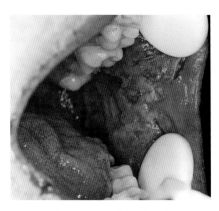

图 2-4-3　增生型天疱疮

2）皮肤表现

A. 病损易发生在腋窝、脐部、肛门等皮肤皱褶部位或黏膜皮肤交界处。

B. 在水疱、糜烂的基础上出现乳头状增生，其上覆黄痂及渗出物，有腥臭味。

C. 病损处疼痛。

（3）落叶型天疱疮（pemphigus foliaceous）

1）口腔表现

A. 黏膜损害少且程度轻。

B. 黏膜完全正常或有轻微的红肿，或有浅表糜烂。

2）皮肤表现

A. 先出现于头、颜面等部位，继而扩展至全身。

B. 表现为松弛的大疱，大疱干瘪形成鳞屑状的痂皮，痂皮易剥落如落叶状，有渗出及臭味。

3）其他部位表现：眼结膜及外阴黏膜也可受累。

（4）红斑型天疱疮（pemphigus erythematosus）：本是落叶型天疱疮的一种局限型，可自然缓解，预后良好。

1）口腔表现：黏膜损害较少见。

2）皮肤表现：头、面、颧或躯干、四肢皮肤出现对称性红斑，在红斑基础上可形成水疱，尼氏征阳性。在鼻部的损害则似红斑狼疮。

2. 病理学表现

（1）组织病理学表现：在看似正常的口腔黏膜处取组织行病理检查。典型的镜下改变为棘层松解、上皮内疱或裂隙形成（图 2-4-4）。

（2）免疫荧光检查：包括直接免疫荧光（direct immunofluorescence, DIF）和间接免疫荧光（indirect immunofluorescence, IIF）检查。

1）黏膜、上皮组织 DIF 阳性率可达 100%，可见渔网状荧光素沉积（图 2-4-5）。

2）随 IIF 底物不同，灵敏度和特异度有较大的差异。目前

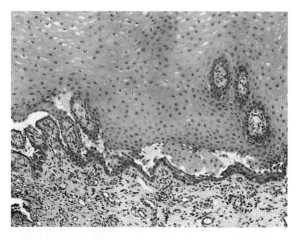

图 2-4-4　天疱疮组织病理学表现
天疱疮患者口腔黏膜组织病理学检查。

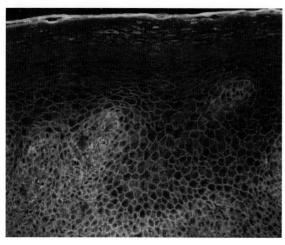

图 2-4-5　天疱疮直接免疫荧光检查表现
天疱疮患者口腔黏膜组织直接免疫荧光检查。

报道以猴食管和舌上皮为底物，灵敏度较高。该技术的灵敏度为40%～90%，且与疾病的严重程度有一定的相关性。

　　3. 实验室检查

　　（1）脱落细胞检查：刮去疱壁或糜烂面基底部，用荧光素、吉姆萨染液或苏木精 - 伊红染色，可见典型的翠绿色荧光（图 2-4-6）或松解棘细胞。

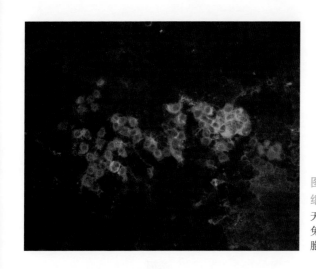

图 2-4-6　天疱疮脱落细胞检查表现
天疱疮患者脱落细胞直接免疫荧光检查可见松解细胞周围荧光素沉积。

（2）酶联免疫法检测抗 Dsg1、Dsg3 抗体：该检测技术的灵敏度和特异度均较高，是诊断天疱疮的一种重要手段。此外，亦可用于病情监测及指导临床治疗。

诊断需结合典型的症状、体征，以及病理检查（组织病理或免疫病理检查）和实验室检查中至少 2 项检查符合方可确诊。

【鉴别诊断】

天疱疮应注意与类天疱疮、多形红斑、大疱性表皮松解症等疾病相鉴别。

1. 类天疱疮　多见于牙龈，呈剥脱性龈炎样改变。口腔黏膜和皮肤水疱疱壁较厚，触之有韧性，不易破裂。尼氏征阴性。病理表现为上皮下疱。直接免疫荧光检查可见基底膜带状或线状荧光沉积。ELISA 检测 BP180 等抗体可阳性。

2. 多形红斑　急性病程，与药物过敏或病毒感染等有关。黏膜表现有红斑、水疱、糜烂、渗出、结痂等，尼氏征阴性。皮肤典型表现为靶形红斑。

3. 大疱性表皮松解症（epidermolysis bullosa）　本病较少见，多为先天性家族遗传性皮肤病。口腔黏膜（如软腭）在进食时可发生大疱。皮肤关节的伸侧如膝、肘、腕等处出现大疱，愈合后留有色素沉着。

【治疗要点】

治疗原则为抑制自身抗体的产生，清除循环抗体，以及阻断抗体与靶细胞的反应，从而起到防止新病损发生、减轻症状、加快旧病损愈合的作用。

1. 支持疗法　应给予高蛋白、高维生素饮食，进食困难者可由静脉补充营养，全身衰竭者可少量多次输血。防止继发感染。

2. 糖皮质激素类药物　为治疗首选药物，可全身应用和局部应用。需评估病情，根据严重程度选择不同剂量的糖皮质激素类药物，或联合生物制剂或免疫抑制剂治疗。

（1）全身应用：糖皮质激素类药物的全身应用遵循"早期应用，足量控制，合理减量，小量维持"的原则。常用口服糖皮质激素类药物主要包括泼尼松（强的松）、泼尼松龙（强的松龙）和地塞米松。剂量可根据病情严重程度不同，选择应用0.5～1.5 mg/（kg·d）。

（2）局部使用：局部使用中效或强效的糖皮质激素类药物。可将曲安奈德软膏、口腔膏或0.05%丙酸氯倍他索软膏涂于患处，一日2次；也可采用病损内注射等方法。

3. 免疫抑制剂　单独或与糖皮质激素类药物联合应用。常用的免疫抑制剂包括硫唑嘌呤、环磷酰胺、甲氨蝶呤、吗替麦考酚酯等。

4. 病情严重者可选择大剂量免疫球蛋白静脉滴注或采用血浆置换法，或选用生物制剂等治疗。近年来，生物制剂在临床上应用逐渐增多。

二、黏膜类天疱疮

黏膜类天疱疮（mucous membrane pemphigoid，MMP）为一种自身免疫性大疱性疾病。好发于口腔黏膜、眼结膜、皮肤，病损愈合后可有瘢痕形成，又称瘢痕性类天疱疮（cicatrical pemphigoid）。

【诊断要点】

1. 临床表现

（1）口腔黏膜表现

1）牙龈是最常受累部位。典型表现类似剥脱性龈炎样改变，表现为龈缘及附着龈黏膜充血发红，其上可出现 2～6 mm 的水疱。此外，悬雍垂、软腭、扁桃体、腭舌弓、硬腭、颊部等黏膜也可有病损。

2）水疱疱壁较厚，触之有韧性，不易破裂（图 2-4-7）。尼氏征阴性。

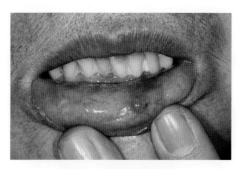

图 2-4-7　黏膜类天疱疮
下唇黏膜见完整透亮的水疱。

3）病损愈合后可有瘢痕形成，导致组织畸形。若发生在口角区，可导致张口受限或小口畸形。

（2）眼部表现

1）眼部可有结膜炎、水疱等，局部有痒感或剧痛。

2）可出现睑球粘连（图 2-4-8），导致睑裂狭窄或消失，继而出现睑内翻、倒睫或角膜受损，严重者可造成失明。

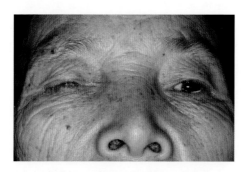

图 2-4-8　黏膜类天疱疮睑球粘连

（3）其他部位黏膜表现：其他部位如咽、气管、尿道、阴部以及肛门等处黏膜偶有受累，形成局部的组织粘连。

（4）皮肤表现

1）头面部及躯干、四肢均可出现损害。

2）皮肤表现可见红斑、张力性水疱，疱壁厚而不易破溃，尼氏征阴性。愈合后可有色素沉着。

2. 病理学表现

（1）组织病理学检查：典型者可见上皮下疱（图2-4-9）。

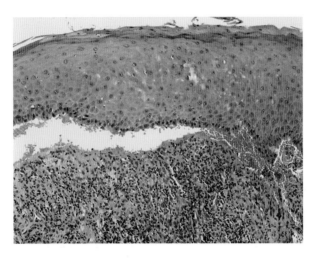

图 2-4-9　黏膜类天疱疮组织病理学表现

（2）直接或间接免疫荧光检查：DIF 显示基底膜免疫荧光呈线状沉积，主要是 IgG 和（或）C3，也可见 IgG、IgA 沉积（图 2-4-10）。IIF 检查可在部分患者血清中检测到抗基底膜抗体。抗体主要是 IgG，但也可检测到 IgA、IgM 自身抗体。

3. 实验室检查　ELISA 试验结果显示部分患者血清中存在抗BP180 的自身抗体，且抗体滴度与疾病的严重程度有一定相关性，可用于疾病的监测以及指导临床治疗。

黏膜类天疱疮的诊断须结合临床表现、组织病理学和免疫荧光等检查以确诊。

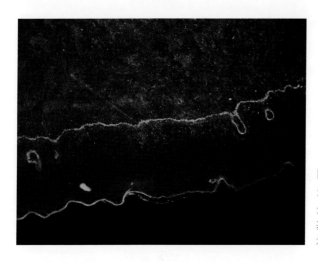

图 2-4-10　黏膜类天疱疮直接免疫荧光检查表现
基底膜可见线状荧光沉积。

【鉴别诊断】

1. 寻常型天疱疮　口腔黏膜出现红色糜烂面，有周缘扩展现象，揭皮试验阳性。皮肤易摩擦部位出现松弛性的大疱，尼氏征阳性。组织病理学检查可见棘层松解和上皮内疱。DIF 可见棘细胞间翠绿色渔网状荧光沉积。IIF 可检测到血清中有抗棘细胞间抗体。

2. 大疱性类天疱疮　以皮肤损害为主，易受摩擦的部位出现张力性大疱，尼氏征阴性。口内病损少而轻，多不影响进食。组织病理学检查见上皮下疱，无棘层松解。DIF 可见 IgG 和 C3 沿基底膜线状沉积。

3. 多形红斑　本病为急性病程，黏膜表现有水疱、糜烂、渗出、结痂等，以唇部最为突出。皮肤典型表现为靶形红斑，多见于四肢、躯干等部位。

4. 扁平苔藓　发生于牙龈者与黏膜类天疱疮易混淆，须鉴别。两者均可在牙龈出现类似剥脱性龈炎样损害。扁平苔藓在邻近黏膜或口腔其他部位出现灰白色的珠光条纹，组织病理学和免疫荧光检查有助于鉴别。

【治疗要点】

可将患者分为高危患者和低危患者。高危患者定义为眼、生殖器、鼻咽、食管以及喉黏膜均受累者，治疗首选激素类药物联合免疫抑制剂。低危患者定义为仅累及口腔黏膜或累及口腔黏膜和皮肤的患者，可以采用局部治疗或低剂量的糖皮质激素类药物治疗。治疗分为全身治疗和局部治疗。

1. 全身治疗

（1）糖皮质激素类药物：作为一线治疗药物。可根据病情轻重，口服泼尼松 0.5 ~ 1 mg/（kg·d），通常可以在 1 ~ 2 周内控制病情，然后逐渐减量至维持量。

（2）免疫抑制剂：作为二线治疗药物，应根据药物的不良反应、患者的整体状况和医生的经验选择合适的免疫抑制剂。最常用的是硫唑嘌呤、甲氨蝶呤、苯丁酸氮芥、环磷酰胺、环孢素及吗替麦考酚酯。硫唑嘌呤的剂量应当根据硫代嘌呤甲基转移酶（thiopurine methyltransferase，TPMT）的水平做相应调整。

（3）联合使用烟酰胺和米诺环素或四环素。

（4）对于难治的患者，静脉内免疫球蛋白疗法、血浆置换疗法或抗 CD20 的免疫治疗（利妥昔单抗）也可试用。

长期系统治疗的患者应定期监测不良反应等并发症，包括预防骨质疏松、保护胃黏膜、减少感染的风险等。

2. 局部用药　以对症治疗为主，可用具有消炎、止痛、促愈合功效的含漱剂、凝胶、含片等。

（1）可局部使用糖皮质激素类药物滴眼，防止纤维粘连。

（2）口腔糜烂面可用糖皮质激素类药物（如泼尼松、曲安奈德、倍他米松等）软膏、凝胶或局部注射，或使用他克莫司软膏等。

三、副肿瘤性天疱疮

副肿瘤性天疱疮（paraneoplastic pemphigus，PNP）是一种严重的自身免疫性大疱性疾病。临床特点为严重的皮肤和黏膜多形性损害，常伴淋巴增生性肿瘤，又称副肿瘤性自身免疫性多器官综合征（paraneoplastic autoimmune multiorgan syndrome，PAMS）。

【诊断要点】

1. 临床表现

（1）黏膜表现：以难治性的口腔糜烂为特征，临床表现类似多形红斑，或呈糜烂型扁平苔藓样或疱病样变化，口腔黏膜糜烂、溃疡、出血，疼痛明显（图 2-4-11）。探针试验阳性，尼氏征阳性。

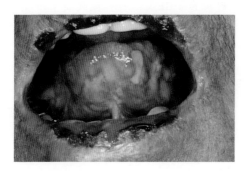

图 2-4-11　副肿瘤性天疱疮
口腔广泛糜烂，唇红黏膜有血痂被覆。

（2）皮肤损害：广泛，呈多形性。表现为红斑、水疱、糜烂、结痂、斑疹、丘疹等损害，类似多形红斑或呈扁平苔藓样损害。

（3）伴发肿瘤：副肿瘤性天疱疮患者多伴随潜在的良性或恶性肿瘤。伴发肿瘤以淋巴增生性肿瘤多见，如霍奇金淋巴瘤、白血病、Castleman 病、胸腺瘤、支气管源性鳞状细胞癌、T 细胞淋巴瘤等。

（4）其他黏膜损害：本病尚可累及支气管、食管、肠道和外阴等黏膜。

（5）全身症状：患者吞咽困难，乏力、肌痛，全身状况差，颈、锁骨上、腋窝、腹股沟等处的浅表淋巴结肿大。部分患者可合并有肺部损害，严重者导致呼吸功能明显下降，最终呼吸衰竭。

2. 病理学表现

（1）组织病理学检查：上皮内发生棘层松解（口腔黏膜明显）、

裂隙或水疱，皮肤各层和皮肤附件均可出现坏死的角质细胞。界面皮炎（interface dermatitis）是副肿瘤性天疱疮的常见表现，可见界面空泡改变及真皮浅层血管周围有不同程度淋巴细胞浸润等。

（2）直接免疫荧光（DIF）检查：棘细胞间可见 IgG 和（或）C3 沉积，部分患者基底膜区有 IgG、C3 和 IgM 沉积。标本同时存在棘细胞间和上皮下免疫沉积反应是对 PNP 的重要提示。

（3）间接免疫荧光（IIF）检查：鼠膀胱上皮间接免疫荧光检查阳性率达 76%。该检查是目前诊断副肿瘤性天疱疮的重要指标之一。

【诊断标准】

1. 多形性皮肤损害以及难治性的口腔糜烂。

2. 并发隐性肿瘤或已查出身体内有肿瘤，多为淋巴增生性肿瘤。

3. 组织病理学变化特征为上皮内疱、棘层松解和角质细胞坏死。

4. 直接免疫荧光（DIF）检查可见表皮细胞间及基底膜带均有沉积。

5. 鼠膀胱上皮间接免疫荧光检查可呈阳性。

6. 免疫印迹检测到 PNP 患者体内有抗周斑蛋白（periplakin，PER）、斑蛋白（envoplakin，ENV）的自身抗体。

【鉴别诊断】

须与多形红斑、中毒性表皮坏死松解症等相鉴别。

【治疗要点】

1. 肿瘤的处置　临床怀疑为该病时，应积极筛查有无潜在或已存在的肿瘤，对于已查出的肿瘤，需尽快进行相关处理。在肿瘤切除后，患者血清中的抗体滴度逐渐下降或消失。患者的皮疹在切除肿瘤后 6~11 周逐渐消退，黏膜损害也随之得到改善。

2. 皮肤和黏膜病损处理

（1）全身治疗

1）可选择糖皮质激素类药物及免疫抑制剂，如泼尼松或甲泼尼松龙、环磷酰胺、硫唑嘌呤等。

2）病情严重者也可采用血浆置换疗法和静脉内免疫球蛋白疗法

以降低自身抗体水平。

3）定期监测不良反应，并多学科会诊以确定治疗方案。

（2）局部治疗：同天疱疮。

【预后】

早期切除肿瘤可以大大改善患者预后，提高患者的生活质量。但部分患者预后差，常死于呼吸衰竭。

四、扁平苔藓样类天疱疮

扁平苔藓样类天疱疮（lichen planus pemphigoid，LPP）是一种少见的自身免疫性疱性皮肤黏膜病。它在临床表现、组织病理学和免疫学检查上具有扁平苔藓和类天疱疮的共同特征，但又具有自身的某些特点，是一类独立的疾病。

【诊断要点】

1. 临床表现

（1）口腔表现：具有白色条纹状损害及水疱样病损，水疱散在分布，破溃形成溃疡面（图 2-4-12）。

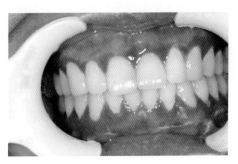

图 2-4-12　扁平苔藓样类天疱疮

（2）皮肤表现：可发生在扁平苔藓的损害之上，以水疱为主要损害，水疱透明，疱壁紧张，可为小疱或大疱，尼氏征阴性；以四肢多见，常伴有瘙痒或疼痛。

2. 病理学表现

（1）组织病理学表现：可见上皮下疱，结缔组织浅层血管周围可见致密淋巴细胞、组织细胞和嗜酸性粒细胞浸润。

（2）直接免疫荧光检查：基底膜有 IgG、C3 线状沉积。

（3）间接免疫荧光检查：部分患者血清中抗基底膜自身抗体阳性。

【诊断标准】

1. 临床表现同时具有扁平苔藓以及类天疱疮样黏膜和皮肤改变。

2. 组织病理学检查可见上皮下疱以及有扁平苔藓的组织病理学特征。

3. 基底膜可有 IgG、C3 的线状沉积，间接免疫荧光检查显示部分患者的血清中有抗基底膜的自身抗体。

【鉴别诊断】

本病须与糜烂型扁平苔藓、类天疱疮等相鉴别。

【治疗要点】

1. 可选用中等剂量的泼尼松或泼尼松龙治疗，一般剂量为 10 ~ 40 mg/d。严重病例可联合硫唑嘌呤等免疫抑制剂治疗。

2. 氨苯砜、羟氯喹、沙利度胺、四环素 - 烟酰胺等也有报道可用于该病的治疗。

【预后】

该病全身症状较轻，预后尚好。

参考文献

［1］华红，刘宏伟. 口腔黏膜病学. 2 版. 北京：北京大学医学出版社，2021.

［2］陈谦明. 口腔黏膜病学. 5 版. 北京：人民卫生出版社，2020.

［3］Glick M. Burket's Oral Medicine.13th. Hoboken: Wiley Blackwell, 2021.

（华　红）

第五节　唇部疾病

一、慢性唇炎

慢性唇炎（chronic cheilitis, cheilitis simplex），又称为慢性非特异性唇炎，是发生于唇部的非特异性炎症性疾病，不具有特殊病理变化。病因不明，可能与唇红易受自身及环境因素影响出现干燥及炎症有关。发病诱因包括局部物理、化学、机械刺激，部分反复发作、迁延不愈者也与烦躁、焦虑等精神因素有关。

【诊断要点】

根据病史及临床表现即可诊断。

1. 病史采集

（1）是否在寒冷季节加重。

（2）是否有咬唇、舔唇、撕皮等不良习惯。

（3）发病是否与进食辛辣刺激性食物或可疑过敏食物有关。

（4）发病是否与冷风、日晒等环境因素有关。

2. 临床表现

（1）病情特点为反复发作，时轻时重。

（2）典型表现为唇红干燥、脱屑，可伴有皲裂（图2-5-1）。严重者可发生糜烂。

（3）局部可伴有明显的痒感和灼痛感。

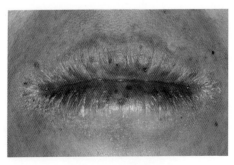

图 2-5-1　慢性唇炎

（4）少数患者继发感染时可伴有渗出、脓痂或持续性肿胀。

3. 实验室检查

（1）短期内好转、较少复发者无须实验室辅助检查。

（2）症状反复或长期不愈者需排查念珠菌及金黄色葡萄球菌感染。

（3）怀疑与过敏因素相关者可行斑贴试验或过敏原检测。

4. 组织病理学检查　一般情况下，不需要做活体组织检查。慢性唇炎的病理变化为非特异性炎症，上皮内细胞排列正常或有水肿，固有层有淋巴细胞、浆细胞浸润，血管扩张充血。黏膜上皮角化不全或呈过角化，也可有剥脱缺损。

【鉴别诊断】

1. 干燥综合征　除唇部干燥、脱屑外，同时伴有口干、眼干等其他症状及血清免疫学异常的表现。

2. 光化性唇炎　与日光曝晒有关，好发于户外工作者。可出现唇红部色素脱失，唇红缘界限消失，甚至出现白色斑块，患者多无痒感。

3. 盘状红斑狼疮　好发于唇部，表现为中央萎缩凹陷的红斑样损害，周围有呈放射状排列的白色短条纹。损害可超出唇红缘累及皮肤，唇红与皮肤界限不清或消失。

4. 多形红斑　该病起病急骤，有自限性。发生于唇部的多形红斑易形成厚的血痂，轻触易出血，同时伴有口内黏膜的水疱、糜烂、渗出。皮肤典型表现为靶形红斑。

【治疗要点】

治疗原则：首先避免各种刺激因素，如改变舔唇、咬唇、撕皮等不良习惯，戒烟酒、忌食辛辣食物，避免风吹和寒冷刺激，避免日光直晒，保持唇部湿润。在去除刺激因素的基础上，症状轻微者可不予药物治疗，仅用唇膏或凡士林保湿即可；症状严重者可酌情给予抗炎、抗感染治疗。

1. 药物治疗

（1）局部湿敷：是治疗慢性唇炎的有效手段。可使用浸透 0.1% 乳酸依沙吖啶溶液或 3% 硼酸溶液的棉片湿敷，每日 1～2 次，每次 15～20 分钟。

（2）局部使用抗炎药物：湿敷后可局部涂擦糖皮质激素类药物软膏，例如曲安奈德软膏、氟轻松乳膏等。对于糖皮质激素类药物治疗效果不佳的患者，也可选择钙调磷酸酶抑制剂，如他克莫司软膏、吡美莫司软膏，但疗程不宜过长。

（3）抗感染治疗：继发念珠菌或球菌感染者，应结合培养及药敏试验结果给予相应抗感染药物，如 2% 硝酸咪康唑乳膏、克霉唑乳膏、金霉素眼膏等。

（4）局部封闭：对于糜烂严重、治疗效果不佳者，可采用曲安奈德或地塞米松局部封闭，每周 1 次。但应注意反复局部注射引起唇部硬结的可能性。

2. 其他治疗

（1）心理干预：一般情况下局部对症治疗以及使用唇膏保湿可达到较好的治疗效果，但对于有强迫行为（例如反复舔唇、咬唇等）的患者，必要时需要进行心理干预，甚至部分心理疾病患者以慢性唇炎为首发症状。

（2）微波治疗：目前临床较少使用。局部湿敷联合微波治疗适用于慢性糜烂的患者，有助于促进局部血液循环，加快药物吸收，改善治疗效果。

【预防】

预防措施包括上述去除局部刺激因素、唇部保湿、心理干预等。

二、光化性唇炎

光化性唇炎（actinic cheilitis），又称光线性唇炎、日光性唇炎，是唇部过度日光照射导致的唇炎。分急性和慢性两型，慢性光化性唇炎是一种口腔潜在恶性疾患，有癌变风险。

【诊断要点】

1. 病史采集

（1）是否有长期户外工作、日晒史。

（2）病情发作是否在夏季加重。

2. 临床表现

（1）下唇好发，上唇及口角部位极少受累。

（2）急性光化性唇炎：表现为唇红充血、红斑、水疱、糜烂，病损表面渗出、结痂。全身症状较轻。发病前一般有明确的日光曝晒史。

（3）慢性光化性唇炎：表现多样。初期可表现为唇红干燥、脱屑、皲裂。病情迁延可导致唇红色素脱失、灰白色斑纹、唇红缘界限不清，甚至黏膜局限性增厚（图 2-5-2）。该型有癌变风险，对于长期不愈合或增生性损害，应及时活检。

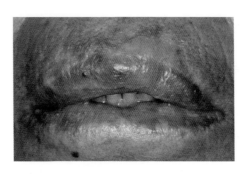

图 2-5-2　光化性唇炎

3. 组织病理学检查　黏膜上皮角化层增厚，过角化，棘层增厚，固有层血管扩张，伴少量淋巴细胞浸润。慢性光化性唇炎病损可见固有层内胶原纤维嗜碱性改变，部分病变会出现不同程度的上皮异常增生。

【鉴别诊断】

1. 慢性盘状红斑狼疮　典型病损为黏膜盘状萎缩面，周缘有放射状细短白色条纹。

2. 扁平苔藓　发生在下唇者以白色网状条纹为主要特点，可伴有口内其他部位黏膜损害。

3. 慢性非特异性唇炎　干燥脱屑样病损应与慢性非特异性唇炎鉴别。后者无日光曝晒史，可有不良习惯，秋冬季好发。

【治疗要点】

治疗原则：该病与长期日晒有关，因此需避免日晒及紫外线刺激。同时积极治疗，定期随访，预防癌变。

1. 药物治疗

（1）氟尿嘧啶：每日1~2次涂擦，可连续用药2~4周。如出现糜烂、溃疡，则停止用药。约50%的患者用该药治疗有效。

（2）咪喹莫特：一种免疫调节剂，具有抗病毒和抗肿瘤作用。约45%的慢性光化性唇炎患者用该药治疗有效，但用法、用量尚待进一步规范。

2. 其他治疗

（1）物理疗法：可使用液氮冷冻疗法、二氧化碳激光照射、光动力疗法等。

（2）手术治疗：对怀疑癌变或已经癌变患者应尽快手术，但应注意对唇红切除缘的修补。

【预后】

慢性光化性唇炎属于口腔潜在恶性疾患，存在约10%的概率发生恶性转变，患者需长期随访。

【预防】

预防该病发生、发展可采用的措施包括：避免午间强烈日光直晒，戴宽边帽，使用含抗紫外线成分（如对氨基苯甲酸）的唇膏，局部涂擦遮光剂（如氧化锌、5%二氧化钛软膏）等。

三、腺性唇炎

腺性唇炎（cheilitis glandularis）是一种累及唇腺及其导管的慢性炎症，下唇多见，偶见上下唇同时发生。以唇腺多发性增生肥大、唇部肿胀为特征。该病病因不明，日晒、口腔卫生不良、感染、过敏原刺激等环境因素作用下可发病。根据临床表现可分为单纯型、浅表化脓型和深部化脓型。

【诊断要点】

1. 病史采集

（1）中老年男性多见。

（2）晨起时上下唇粘在一起，常形成半透明薄痂。

2. 临床表现

（1）唇部不同程度的肥厚肿胀，下唇多见（图 2-5-3）。

（2）唇部黏膜可见扩张的唇腺导管开口（图 2-5-3），针尖大小，呈筛孔样排列，表面见透明黏液，挤压可见露珠状黏液渗出。

（3）化脓性腺性唇炎常发生于免疫抑制患者（如患有艾滋病、移植术后），可伴有多种口腔感染性疾病，如念珠菌病、疱疹性口炎、坏死溃疡性龈口炎等。唇部出现糜烂、结痂，痂皮下可有大量脓性分泌物。

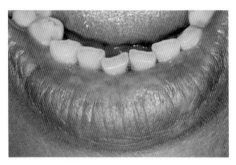

图 2-5-3　腺性唇炎
下唇肥厚，可见扩张的唇腺导管开口。

3. 组织病理学表现　唾液腺导管扩张，导管黏液性或嗜酸性化生，管腔内黏液聚集或有嗜酸性物质，慢性炎症细胞浸润，以及腺体纤维化。

【鉴别诊断】

该病需与变态反应性唇炎（包括固定药疹）、慢性非特异性唇炎、肉芽肿性唇炎、梅 - 罗综合征等疾病相鉴别。

【治疗要点】

治疗原则：治疗中首先应去除可疑诱因，避免不良刺激。局部抗炎治疗，有继发感染者行抗感染治疗。疑有癌变的患者应及早切除活检。

1. 药物治疗

（1）局部糖皮质激素类药物治疗：可以局部涂擦曲安奈德、地塞米松、氟轻松等糖皮质激素类乳膏，效果不佳者可局部封闭治疗，每周 1 次，可连续注射 2～4 次。

（2）抗感染治疗：对有继发感染者，可根据培养和药敏试验结果选用抗生素及局部对症治疗。

2. 其他治疗 对于唇肿胀明显、分泌物黏性较强、病情顽固者，可考虑外科整形手术治疗。

【预后】

长期腺性唇炎可导致下唇黏膜对日光更为敏感，因此该病可成为光化性唇炎和鳞状细胞癌的易感状态。

四、肉芽肿性唇炎

肉芽肿性唇炎（cheilitis granulomatous）是一种以唇部肿胀为特征的慢性炎症性疾病，也有人认为是梅 - 罗综合征的单症状型。当唇部肿胀伴有牙龈、颊、鼻、眶部等口颌面部肿胀，但不伴有结节病、克罗恩病等全身疾病时，也称为局限性口颌面部肉芽肿。

【诊断要点】

1. 病史采集

（1）青壮年多见。

（2）发病初期唇部肿胀可消退，后期肿胀持续，不可消退。

（3）排除腹痛、腹泻、便血等肠道症状。

（4）排除干咳、哮鸣、呼吸困难等肺部症状。

（5）排除结核病史、结核患者接触史。

2. 临床表现

（1）上唇或双唇弥漫性肿胀，无痛、无痒，触诊有褥垫感（图2-5-4）。

（2）随着病情迁延，唇红双侧可出现对称"瓦楞状"纵行裂沟。

（3）唇部暗红色，表面可有干燥、脱屑表现。

3. 组织病理学检查 该病典型病理特征为上皮样细胞及多核巨细胞构成的肉芽肿样浸润，无干酪样坏死。可伴有淋巴水肿及纤维化。

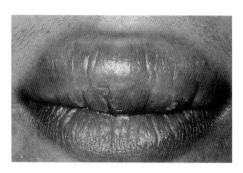

图 2-5-4　肉芽肿性唇炎

【鉴别诊断】

1. 牙源性感染　可查到病灶牙，感染局限，可伴有牙痛等病史。

2. 克罗恩病　肉芽肿性唇炎可作为克罗恩病早期的口颌面部表现，约 20% ~ 40% 的口颌面部肉芽肿患者可在 3 年内出现肠道症状而诊断为克罗恩病。因此，也有学者认为口颌面部肉芽肿是克罗恩病的亚型。在诊治肉芽肿性唇炎的过程中应注意对肠道症状的排查。除唇肿外，克罗恩病还可出现口腔黏膜线性溃疡、鹅卵石样增生、黏膜赘等特征性表现。组织病理学检查、肠镜及抗酿酒酵母抗体检测有助于该病的诊断。

3. 结节病　较少出现口颌面部表现，但可作为该病的首发症状出现，可表现为口颌面部溃疡、结节、肿胀等。胸部影像学检查显示双侧肺门及纵隔淋巴结对称肿大，伴或不伴有肺内网格、结节状或片状阴影；组织学活检证实有非干酪性坏死性肉芽肿，且抗酸染色阴性；血清血管紧张素转换酶水平升高有助于该病的诊断。

4. 结核　口腔结核以溃疡表现多见，多伴有全身结核病史或结核患者接触史。结核分枝杆菌培养、PCR 检测、结核菌素试验以及抗结核分枝杆菌抗体等检查有助于诊断。

【治疗要点】

治疗原则：肉芽肿性唇炎目前尚缺乏有效的治疗方法，应在彻底治疗口内可疑牙源性感染病灶的基础上给予对症、抗炎治疗。

1. 药物治疗

（1）局部糖皮质激素类药物治疗：常用方法为局部注射曲安奈德，每次 10～20 mg，1～2 周一次，用药效果尚需要长期随访研究。应注意频繁局部注射引起唇部硬结的可能性。

（2）抗生素：研究表明口服米诺环素每日 100 mg 有助于肉芽肿性唇炎的恢复。目前认为该药效果可能与其抗炎及免疫调节作用有关。

（3）免疫调节剂：可酌情选用沙利度胺，每日 100 mg，该药是 TNF-α 抑制剂，治疗本病的长期疗效尚有待观察。需注意用药期间副作用，育龄期女性慎用。

2. 其他治疗

（1）对于所有肉芽肿性唇炎患者，均需排查牙源性感染，彻底治疗口内病灶。

（2）对于肿胀严重、出现畸形或有功能障碍的患者，可考虑通过唇整形术恢复外形。但需权衡利弊，注意术后出现感觉异常和复发的可能性。

【预后】

肉芽肿性唇炎预后较好，但易复发，应注意定期随访，同时监测肠道症状。

五、梅-罗综合征

如果患者先后出现口面部肿胀、单侧间歇性面瘫、舌裂，则称为梅-罗综合征（Melkersson-Rosenthal syndrome）。有学者认为肉芽肿性唇炎是梅-罗综合征的单症状型。目前多数学者认为，肉芽肿性唇炎和梅-罗综合征均归属于口颌面部肉芽肿（orofacial granulomatosis），后者特指局限在口颌面部的肉芽肿性疾病，不包括某些特定系统性疾病在口颌面部的表现，如克罗恩病、结节病、结核等。

诊断要点、鉴别诊断、治疗、预后见前文"肉芽肿性唇炎"部分。

六、口角炎

口角炎（angular cheilitis）是发生于单侧或双侧口角的炎症性疾病。以口角区黏膜或皮肤潮红、皲裂、结痂为主要表现。

【诊断要点】

1. 病史采集

（1）是否有贫血病史。

（2）是否有可疑过敏物接触史。

（3）是否有义齿修复治疗史。

（4）是否有免疫功能低下、代谢性疾病等全身疾病。

2. 临床表现

（1）单侧或双侧口角区充血、红肿或皲裂、渗出（图2-5-5）。

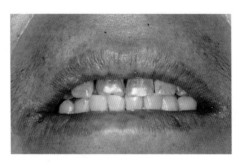

图 2-5-5　口角炎

（2）急性期可形成血痂，疼痛明显。

（3）慢性期一般以干燥脱屑、皲裂为主。

（4）与念珠菌感染有关的口角炎一般可有口内其他部位念珠菌感染的表现，如义齿承托区黏膜充血发红、舌乳头萎缩等。

（5）与缺铁性贫血、维生素 B_{12} 和叶酸缺乏相关的口角炎可有其他贫血性口炎表现。

3. 辅助检查　对于经久不愈或伴有口腔内黏膜表现的口角炎，可酌情进行细菌培养、念珠菌直接镜检或唾液培养等微生物学检查，以及血清维生素 B_{12}、叶酸、铁等微量元素检查。

【治疗要点】

治疗原则：去除局部刺激因素、抗炎、抗真菌治疗。

1. 药物治疗

（1）局部抗炎药物：可局部使用倍他米松乳膏、曲安奈德软膏等糖皮质激素治疗。对于伴有细菌感染的患者，可合并使用金霉素眼膏、红霉素眼膏等抗生素类软膏。

（2）抗真菌药物：对于合并有真菌感染的口角炎，可局部使用咪康唑乳膏、克霉唑乳膏、制霉素甘油等药物。合并口腔念珠菌病的患者同时给予 2% ~ 4% 碳酸氢钠漱口及制霉素片口含。

2. 全身治疗　对于伴有全身疾病的患者，应在局部治疗的同时积极配合治疗全身疾病。贫血患者积极补充叶酸、维生素 B_{12}、铁剂等。

3. 其他治疗　对于义齿修复后颌面部垂直距离缩短的患者，应恢复正常咬合关系及颌间距离，减少口角区皱褶，保持口角区干燥。

参考文献

［1］华红，刘宏伟. 口腔黏膜病学. 2 版. 北京：北京大学医学出版社，2021.

［2］Oakley A. Cheilitis on DermNet NZ. New Zealand Dermatological Society Incorporated, 2013.

［3］Cohen BA. Pediatric Dermatology. 4th ed. Cambridge: Elsevier, 2013：240.

［4］Arthur HJ. Drugs in Dentistry by Mosby. 10th ed.[S.l.]: Elsevier India, 2011: 22.

［5］Scully C. Oral and Maxillofacial Medicine: the Basis of Diagnosis and Treatment. Edinburgh: Churchill Livingstone, 2013: 182-183.

［6］Treister NS, Bruch JM. Clinical Oral Medicine and Pathology. New York: Humana Press, 2010: 121.

［7］Larios G, Alevizos A, Rigopoulos D. Recognition and treatment of actinic cheilitis. American Family Physician, 2008, 77 (8): 1078-1079.

［8］Carrington PR, Horn TD. Cheilitis glandularis: a clinical marker for both malignancy and/or severe inflammatory disease of the oral cavity. J Am Acad Dermatol, 2006, 54(2): 336-337.

［9］Neville BW, Damm DD, Allen CA, et al. Salivary gland pathology//Neville BW, Damm DD, Allen CA，Bouquot JE. Oral and Maxillofacial Pathology. 3rd ed. St Louis, Mo: Saunders Elsevier, 2009: 462-463.

［10］Musa NJ, Suresh L, Hatton M, et al. Multiple suppurative cystic lesions of the lips and buccal mucosa: a case of suppurative stomatitis glandularis. Oral Surg Oral Med Oral Pathol Oral Radiol Endod, 2005, 99(2):175-179.

［11］Lazzerini M, Bramuzzo M, Ventura A. Association between orofacial granulomatosis and Crohn's disease in children: systematic review. World J Gastroenterol, 2014, 20(23): 7497-7504.

［12］Al-Hamad A, Porter S, Fedele S. Orofacial granulomatosis. Dermatol Clin, 2015, 33(3): 433-446.

［13］Glick M. Burket's Oral Medicine. 12th ed. Hoboken: Wiley Blackwell, 2015：95.

［14］Scully C. Oral and Maxillofacial Medicine: the Basis of Diagnosis and Treatment. 2nd ed. Edinburgh: Churchill Livingstone, 2008: 147-149.

（魏　攀）

第六节　舌部疾病

一、地图舌

地图舌（geographic tongue），又称作游走性舌炎，是良性的非感染性炎症性疾病。可发生于各个年龄阶段，但年轻人中更常见。病因不明，在银屑病患者中患病率显著高于一般人群。

【诊断要点】

根据典型的病史和临床表现即可诊断。

1. 地图舌往往表现为舌背、舌尖及舌缘的环形红斑。红斑内舌乳头萎缩，周围丝状乳头水肿、增生、隆起，呈黄白色弧线，形成与周围正常黏膜的明显分界。常与沟纹舌伴发（图 2-6-1）。

2. 地图舌的形状、部位、面积常常发生变化，因此又被称作游走性舌炎。

3. 大部分地图舌没有任何不适症状，偶尔会有疼痛或烧灼样敏感，尤其在进食刺激性食物时显著。

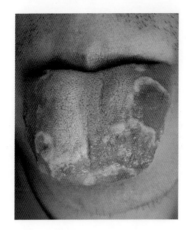

图 2-6-1 地图舌

【鉴别诊断】

1. 扁平苔藓 为白色角化斑纹，或有淡紫色舌乳头萎缩区，不伴有弧线形丝状乳头增生，位置相对固定。

2. 萎缩型念珠菌病 舌乳头广泛萎缩，舌体充血发红，念珠菌检查阳性。

【治疗要点】

无须治疗，或仅在出现症状时对症治疗。

【预后】

预后良好。

二、沟纹舌

沟纹舌（fissured tongue）是指舌背上有数量、深浅不等的横纵沟纹，常与地图舌伴发（图 2-6-2）。

【诊断要点】

根据病史及临床表现可诊断。

该病表现为舌面沟纹，沟纹内上皮连续。可以根据形态分为脑回型、叶脉型、树枝型等。患者通常没有自觉症状，合并感染时可有刺激痛。常与地图舌同时发生。

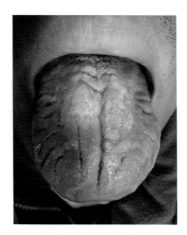

图 2-6-2　沟纹舌

【鉴别诊断】

梅 - 罗综合征：梅 - 罗综合征除了存在沟纹舌之外，还伴有唇肿、面瘫。

【治疗要点】

注意口腔卫生，进食后清水漱口，减少食物残渣在沟底堆积。

【预后】

预后良好。

三、毛舌

毛舌（hairy tongue）是指舌背丝状乳头过度伸长和延缓脱落而形成的损害。

【诊断要点】

根据病史及临床表现可诊断。

该病表现为舌背丝状乳头过度生长，可以呈黑色、棕色、黄色、绿色、蓝色以及白色（图 2-6-3）。患者通常没有任何症状。

【鉴别诊断】

需与单纯被食物、药物染色者鉴别。

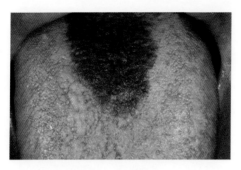

图 2-6-3 黑毛舌

【治疗要点】

1. 注意口腔卫生，轻刷舌苔，避免应用可疑抗生素，戒烟。

2. 局部碳酸氢钠溶液含漱，必要时局部使用抗真菌药。

【预后】

预后良好。

四、舌乳头炎

舌乳头炎（lingual papillitis）是由多种原因引起的丝状乳头、菌状乳头、轮廓乳头、叶状乳头的炎症性反应。患者自觉疼痛和不适。其发病与局部刺激、细菌或真菌感染、贫血、维生素缺乏等因素有关。

【诊断要点】

根据临床表现及临床症状进行诊断。

1. 丝状乳头炎 表现为舌背丝状乳头萎缩，舌黏膜充血发红。

2. 菌状乳头炎 菌状乳头分布于丝状乳头之间，表现为充血、水肿和红色病损，点状分布呈草莓状，灼痛明显（图 2-6-4）。

3. 叶状乳头炎 叶状乳头位于两侧舌后缘近舌根部，呈上下垂直排列的皱褶样。发炎时局部充血、水肿，常有明显的刺激痛和不适感。

4. 轮廓乳头炎 轮廓乳头位于舌根部，似高粱米粒大小，人字形排列。发炎时局部充血，有疼痛感，可有味觉障碍。

根据舌乳头所在部位及临床表现进行诊断。丝状乳头炎以萎缩

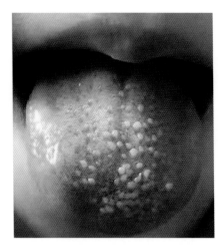

图 2-6-4　舌乳头炎

为主，其他乳头炎以充血、肿胀为主。

【鉴别诊断】

需与猩红热、念珠菌感染或贫血性口炎等相鉴别。

【治疗要点】

1. 针对病因治疗，例如纠正贫血，补充维生素和其他营养物质，抗感染等。

2. 去除局部刺激因素，保持口腔卫生。可用抗炎含漱剂、止痛剂等。

3. 中医中药治疗　辨证施治。心火上炎者用清心降火法，方用导赤丹；阴虚内热者用滋阴清热法，方用知柏地黄汤；气滞血瘀者用活血理气法，方用桃红四物汤、血府逐瘀汤。

【预后】

预后良好。

五、正中菱形舌

正中菱形舌指舌背中央人字沟前方出现菱形或椭圆形舌乳头萎缩区，通常没有明显的临床症状（图2-6-5）。目前认为与念珠菌感染相关。

【诊断要点】

1. 临床表现

（1）光滑型：人字沟前方有舌乳头萎缩区，界限清楚，黏膜充血，患者多无自觉症状。

（2）结节型：表现为局部粟粒到绿豆大小的结节增生，突起并高出黏膜，触之稍韧。

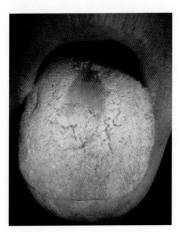

图 2-6-5　正中菱形舌

2. 组织病理学表现　结节型病理表现可伴有上皮增生或异常增生，PAS 染色有时可见念珠菌菌丝侵入。

3. 实验室检查　光滑型可以涂片镜检，有时可见念珠菌菌丝。

【鉴别诊断】

结节型应与肿瘤相鉴别，需要行病理检查明确诊断。

【治疗要点】

1. 光滑型未检出念珠菌者不需要治疗，局部保持清洁。

2. 合并真菌感染者行抗真菌治疗。

3. 结节型伴有上皮增生者需要定期随诊。

【预后】

光滑型预后良好；存在异常增生时，需要定期复查，有恶变风险。

六、灼口综合征

灼口综合征（burning mouth syndrome）是一种无明显原因的口腔感觉异常，往往以烧灼样疼痛为主，可能伴有味觉改变和（或）口干的感觉。病因不明，可能与精神心理因素、局部因素（牙石、残根、残冠、不良修复体刺激等）、系统因素（更年期综合征，系统性疾病如糖尿病、甲状腺功能异常、免疫性疾病等，维生素和矿物质缺乏，医源性因素）和神经系统病变等因素相关。

【诊断要点】

根据《国际头痛疾病分类》第 3 版（ICHD-3），灼口综合征的诊断要求满足以下所有条件：

1. 口腔疼痛。

2. 每日反复发作，一日超过 2 小时，持续超过 3 个月。

3. 疼痛具有以下 2 项特征：

（1）性质呈烧灼样。

（2）患者感觉疼痛位于口腔黏膜浅表部位。

4. 口腔黏膜外观正常，包括感觉测试在内的临床检查结果正常。

5. 不能用 ICHD-3 中的其他诊断更好地解释。

【鉴别诊断】

其他可引起疼痛的口腔黏膜疾病包括口腔溃疡、单纯疱疹、地图舌、口腔念珠菌感染等，应进行详细的临床检查。

【治疗要点】

消除紧张情绪，缓解局部症状，必要时口服药物治疗。

1. 局部可以使用氯硝西泮外用剂型、辣椒素等缓解症状。

2. 可以使用三环类抗抑郁药、氯硝西泮或加巴喷丁。

【预后】

30% ~ 50% 的患者可自行改善。

参考文献

［1］华红，刘宏伟. 口腔黏膜病学. 2 版. 北京：北京大学医学出版社，2021.

［2］中华口腔医学会. 临床诊疗指南：口腔医学分册（2016修订版）. 北京：人民卫生出版社，2016：95.

［3］González-Álvarez L, García-Pola MJ, Garcia-Martin JM. Geographic tongue: predisposing factors, diagnosis and treatment. A systematic review. Rev Clin Esp, 2018, 218(9): 481-488.

［4］Mangold AR, Torgerson RR, Rogers RS. Diseases of the tongue. Clin Dermatol, 2016, 34(4): 458-469.

［5］Gurvits GE, Tan A. Black hairy tongue syndrome. World J Gastroenterol, 2014, 20(31): 10845-10850.

［6］Kalogirou EM, Tosios KI, Nikitakis NG, et al. Transient lingual papillitis: a retrospective study of 11 cases and review of the literature. J Clin Exp Dent, 2017, 9(1): e157-e162.

［7］Martin HE, Howe ME. Glossitis rhombica mediana. Ann Surg, 1938, 107(1): 39-49.

［8］Headache Classification Committee of the International Headache Society (xIHS). The International Classification of Headache Disorders, 3rd ed. Cephalalgia，2018, 38(1): 1-211.

［9］Liu YF, Kim Y, Yoo T, et al. Burning mouth syndrome: a systematic review of treatments. Oral Dis, 2018, 24(3): 325-334.

［10］Jääskeläinen SK, Woda A. Burning mouth syndrome. Cephalalgia, 2017, 37(7): 627-647.

（韩　莹）

第七节　口腔黏膜变态反应性疾病

一、药物过敏性口炎

药物过敏性口炎是指某些药物通过口服、注射、吸入、敷贴或局部涂擦、含漱等不同途径进入机体内，使过敏体质者发生变态反应而引起的黏膜和皮肤的变态反应性疾病。

【诊断要点】

1. 临床表现

（1）病史：有明确的用药史，用药和发病有时间关联和因果关系，停用药物后病损愈合。

（2）潜伏期：初次用药至发病需 4~20 天（平均 7~8 天），再次用药至发病数分钟到 24 小时。

（3）口腔表现：黏膜烧灼感，充血、发红、水肿，水疱形成，破溃糜烂，表面渗出较多（图 2-7-1）。

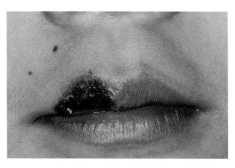

图 2-7-1 药物过敏性口炎
口服头孢类药物后，上唇黏膜糜烂、血痂。

（4）口外表现：可出现皮肤、眼部和外阴损害，包括水肿、充血、糜烂、红斑、大量渗出等，再次发作时局部热痒，有暗红斑，多发生在固定位置（固定药疹）。

2. 实验室检查　嗜酸性粒细胞计数可升高。

【鉴别诊断】

1. 多形红斑　急性发病，口腔表现以急性渗出、大量假膜为主；皮肤病损为特征性靶形红斑，多见于面部、手背和手掌皮肤。

2. 疱疹性口炎　急性发作，伴轻微全身反应，可见成簇小水疱出现在唇红、唇红缘及唇周皮肤，可破溃结痂。

【治疗要点】

1. 寻找并停用可疑致敏药物。

2. 抗过敏治疗　可选择抗组胺药物，严重者可短期全身使用糖皮质激素。

3. 局部对症治疗　消炎、止痛及促进愈合，预防继发感染。可根据病损范围选择糖皮质激素含漱液或糖皮质激素软膏等。

4. 避免再次接触可疑致敏药物。

【预后】

预后良好，应注意避免再次接触可疑致敏药物。

二、血管性水肿

血管性水肿（angioedema）是一种急性局部反应性黏膜和皮肤水肿，其特征是突然发生、又迅速减退的局限性水肿，又称巨型荨麻疹、奎英克水肿。

【诊断要点】

1. 临床表现

（1）春秋季多发，发病急，任何年龄均可发生，以青壮年为主，有自限性。

（2）临床症状：弥散性肿胀，有弹性，表面光亮，色发白或发红，无压痛（图 2-7-2）；若发生在舌、咽喉、气管等部位，可导致气道阻塞甚至引起窒息。

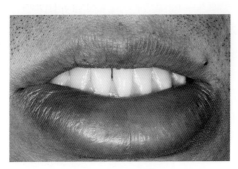

图 2-7-2 血管性水肿
下唇肿胀。

（3）发作特点：病变发生迅速，逐渐消退，不留痕迹。

2. 实验室检查 酌情进行血常规及过敏原检测。

【鉴别诊断】

颌面部蜂窝织炎：多为牙源性感染，伴有全身症状；肿胀发生缓慢，病损区肿胀可有压凹性水肿，不经治疗不能消退。

【治疗要点】

1. 寻找并远离致敏原。

2. 症状较轻者，不予治疗。

3. 肿胀较重者，可应用抗组胺类药物及糖皮质激素类药物，如氯苯那敏、西替利嗪、泼尼松、地塞米松等。

4. 发生窒息者需立即施行气管切开术。

【预后】

预后良好。

三、多形红斑

多形红斑（erythema multiforme，EM）是一种急性黏膜和皮肤炎症性疾病，黏膜和皮肤的损害同时或先后发病，亦可单发于皮肤或黏膜。病损表现为红斑、水疱、糜烂、丘疹和结节等多种形式。

【诊断要点】

1. 临床表现

（1）春秋季多发，发病急，任何年龄均可发生，以青壮年为主，有一定自限性，病程相对较短。

（2）口腔表现：主要累及唇、颊、舌等部位，表现为不规则水疱、糜烂和溃疡，大量渗出物形成假膜，唇部病损可见厚血痂及出血（图 2-7-3）。患者疼痛明显，进食困难。

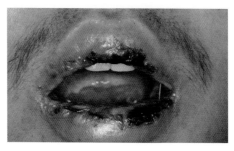

图 2-7-3 多形红斑
双唇黏膜广泛糜烂、出血，伴血痂。

（3）皮肤表现：颜面、四肢和躯干对称分布大小不等、形态不一的红斑、丘疹和水疱，典型表现为靶形红斑或虹膜状红斑。

2. 实验室检查 全血细胞分析、病毒抗体和过敏原检测。

【鉴别诊断】

1. 疱疹性口炎 黏膜有成簇小水疱，破溃后可融合，除口周皮肤外一般无皮损。

2. 寻常型天疱疮 黏膜、皮肤病损逐渐发生，此起彼伏，非急性发作，病程较长，有特异性自身抗体，病理表现为上皮内疱和棘层松解。

【治疗要点】

1. 寻找并远离过敏原。

2. 局部治疗 可用 0.1% 乳酸依沙吖啶溶液湿敷，局部使用糖皮质激素。

3. 系统治疗 全身症状较重者可酌情使用糖皮质激素类药物，如泼尼松、氢化可的松等。

4. 支持疗法 高营养、高蛋白饮食，补充维生素，加强休息。

5. 对于反复发作且抗单纯疱疹病毒抗体阳性的患者，可口服小剂量抗病毒药以预防复发或降低疾病的复发频率。

【预后】

少数重型 EM 患者预后不佳，可出现视力减退或失明、机体衰竭、食管狭窄、气胸甚至死亡。

四、接触性过敏性口炎

接触性过敏性口炎（contact allergic stomatitis）是超敏体质者的口腔黏膜与一些通常无毒害的物质接触后，发生变态反应而引发的一种口腔黏膜炎症性疾病。常见的致敏物质包括义齿修复材料、银汞合金、唇膏、口香糖、牙膏、某些食物或药物等。

【诊断要点】

1. 临床表现

（1）病史：超敏体质者有接触可疑物质或药物史，停止接触后病损好转，再次接触可复发。

（2）口腔表现：病损出现在黏膜与过敏原直接接触的部位或邻近组织，表现为红肿、水疱及糜烂等损害，有明显的灼痛感（图2-7-4）。

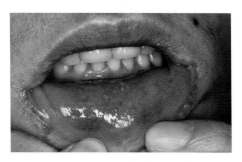

图 2-7-4　接触性过敏性口炎

接触某牙膏后，下唇内侧充血、浅表糜烂。

2. 实验室检查　过敏原检测。

【鉴别诊断】

本病多无全身症状和皮肤损害，有明确的可疑物质接触史。

【治疗要点】

1. 寻找并避免再次接触致敏物质。

2. 局部治疗　消炎、止痛、促愈合及预防继发感染。

3. 支持疗法及抗组胺药物　多种维生素支持及抗组胺药物。

【预后】

预后良好，应注意避免再次接触可疑致敏物质。

参考文献

［1］华红，刘宏伟. 口腔黏膜病学. 2 版. 北京：北京大学医学出版社，2021.
［2］陈谦明. 口腔黏膜病学. 5 版. 北京：人民卫生出版社，2020.
［3］Glick M. Burket's Oral Medicine. 13th. Hoboken: Wiley Blackwell, 2021.

（李春蕾）

第八节 系统疾病的口腔表征

一、贫血

贫血（anemia）是指外周血液在单位体积中的血红蛋白浓度、红细胞计数和（或）红细胞压积低于正常低限，一般用血红蛋白浓度来表示贫血。依据我国的标准，成年男性低于 120 g/L、成年女性低于 110 g/L 就是贫血。另外，根据血红蛋白浓度降低的程度，贫血分为轻度、中度、重度和极重度贫血。血红蛋白浓度为 90～120 g/L 是轻度贫血，60～90 g/L 是中度贫血，30～60 g/L 是重度贫血，低于 30 g/L 就属于极重度贫血。

贫血常是一个症状，而非一个独立的疾病，各系统疾病均可引起贫血。贫血导致的一系列症状及体征与血液携氧能力不足和由此导致的组织供氧不足或缺氧状态相关。对于临床可疑贫血患者，可进行血细胞分析等排查，一旦发现贫血，应积极排查贫血原因。常见原因包括红细胞生成减少、红细胞破坏过多以及失血。

【诊断要点】

1. 病史采集

（1）是否长期素食。

（2）是否有长期疲劳、乏力病史。

（3）是否有胃肠手术史或胃肠疾病史。

（4）是否长期罹患免疫性疾病、肝病及肾病等其他系统性疾病。

2. 临床表现

（1）贫血一般表现：头晕、困倦、乏力等。

（2）口腔黏膜特征性表现

1）缺铁性贫血：典型表现为舌丝状乳头及菌状乳头萎缩，舌背光滑，色泽苍白，可出现"镜面舌"表现。

2）巨幼细胞性贫血：典型表现为舌丝状乳头、菌状乳头萎缩，在舌背、舌缘可见片状火红样斑块（图 2-8-1），灼痛明显，可伴有溃疡、念珠菌感染、味觉异常等表现。

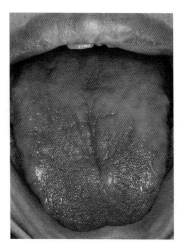

图 2-8-1　贫血
舌背片状发红。

3）贫血常见口腔黏膜伴发症状：包括口腔念珠菌病、复发性阿弗他溃疡、口角炎等。

3. 实验室检查

（1）缺铁性贫血

1）血细胞分析：是贫血的初筛检查。缺铁性贫血常表现为血红蛋白（Hb）、红细胞压积（HCT）降低。

2）铁代谢检查：可进一步检测血清铁、转铁蛋白饱和度、血清铁蛋白等铁缺乏相关指标。

（2）巨幼细胞性贫血

1）血细胞分析：常表现为平均红细胞体积（MCV）、平均血红蛋白含量（MCH）升高。

2）血清维生素 B_{12}、叶酸水平等测定：巨幼细胞性贫血两者水平均可降低。

【治疗要点】

治疗原则：以补充铁剂、维生素 B_{12}、叶酸和去除病因为原则。

1. 纠正病因，均衡饮食，积极治疗原发疾病。

2. 对缺铁性贫血患者积极补充铁剂，一般以口服铁剂为主，可选择硫酸亚铁、琥珀酸亚铁等。餐前 1 小时服用最易吸收，如有胃肠反应，也可饭后服用。用药时间为血红蛋白恢复正常后继续用药 6 个月。

3. 对于巨幼细胞性贫血患者，如果为维生素 B_{12} 缺乏，可肌内注射补充维生素 B_{12}，每日 0.5 mg，用药 2 周，以后改为每周 1 次；若为叶酸缺乏，可口服叶酸，每日 3 次，每次 5 ~ 10 mg。

4. 对于伴发念珠菌感染、口角炎、复发性阿弗他溃疡等症状的患者，积极对症治疗。

5. 轻度贫血不影响口腔治疗，但对于严重贫血患者，口腔有创治疗前建议咨询血液科医师，并注意贫血可增加患者缺血性心脏病的发生风险。

二、血小板减少性紫癜

血小板减少性紫癜（thrombocytopenic purpura）是一种由血小板数量减少导致的皮肤、黏膜或内脏出血的疾病，通常由骨髓异常或自身免疫损伤所致（原发性或特发性血小板减少性紫癜），也可继发于某些药物用药后的副作用。

【诊断要点】

1. 病史采集

（1）有无长期用药史（如抗感染药物、解热镇痛药、抗代谢和细胞毒性药物以及肝素等）。

（2）是否有全身系统性疾病（如白血病、淋巴瘤、系统性红斑狼疮、类风湿关节炎、肝脏疾病、甲状腺功能亢进等）。

2. 临床表现

（1）牙龈自发性出血，刷牙、吮吸等轻微刺激可加重出血。

（2）拔牙、牙周手术等有创治疗均可引发严重出血，口腔伤口愈合延迟。

（3）易受刺激的口腔黏膜部位，如颊、舌、软腭等部位出现大小不等的瘀点或瘀斑，破溃后出现活动性出血（图 2-8-2）。

（4）皮肤表现为瘀点、瘀斑、血肿，可伴有月经过多、鼻出血等表现。

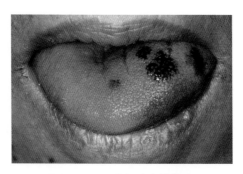

图 2-8-2　血小板减少性紫癜
舌背紫红色瘀斑。

3. 实验室检查　血细胞分析可见血小板数量减少，而其他各系血细胞可在正常范围内。

【治疗要点】

治疗原则：积极治疗全身疾病，停用可疑诱发药物，口腔止血，预防感染。

1. 全身治疗　原发性血小板减少性紫癜的药物治疗由血液科医师进行，糖皮质激素为治疗首选。

2. 口腔局部治疗　局部可采取加压包扎、固定及手术结扎局部血管等处理措施，或给予局部止血药物，如凝血酶及吸收性明胶海绵等。口腔血疱破溃并出现溃疡、糜烂者，给予消炎、防腐、促愈合药物。

三、白血病

白血病是一类造血干细胞恶性克隆性疾病，属于血液系统的恶性肿瘤。表现为白细胞功能障碍，异常的白细胞及其前体细胞在骨髓及其他造血组织中恶性克隆性增生、积聚，浸润体内各种组织。可伴有贫血及血小板减少。

【诊断要点】

1. 临床表现　各型白血病均可出现口腔表现，包括：

（1）白细胞浸润可造成牙龈明显肿大、增生，外形不规整。

（2）牙龈为自发性出血，龈缘表面有凝血块，或出现牙龈坏死。

（3）口腔黏膜苍白并可见瘀点、瘀斑，或出现口腔溃疡，溃疡面积大、形状不规则，不易愈合。

（4）还可出现牙龈坏死、牙齿松动、牙周溢脓等表现。

2. 实验室检查　实验室检查包括血细胞分析及骨髓穿刺活检，生化检查，染色体、基因、免疫学及分子生物学检查等。

诊断根据临床表现、血细胞分析和骨髓穿刺活检以及生化检查，染色体、基因、免疫学及分子生物学检查等可明确诊断。

【治疗要点】

治疗原则：与血液科配合，在积极治疗全身疾病的基础上，口腔给予局部止血、预防感染治疗。

1. 切忌活检和手术。

2. 减少对局部组织的刺激；对出血区域采取直接压迫止血、明胶海绵止血、局部使用凝血酶等止血措施。

3. 注意保持口腔卫生，可使用复方氯己定溶液等漱口防治继发感染。

四、核黄素缺乏症

核黄素即维生素 B_2，是一种水溶性维生素，摄入不足导致机体核黄素缺乏时可出现舌、唇、口角、外生殖器等皮肤和黏膜病变，称为核黄素缺乏症。

【诊断要点】

1. 病史采集

（1）是否长期偏食。

（2）是否有长期腹泻或小肠手术病史。

2. 临床表现　特征性表现主要为口角炎、唇炎、舌炎及阴囊炎。

（1）口角炎：双侧口角湿白、潮红，可伴有皲裂、糜烂。张口疼痛，影响进食。

（2）唇炎：常与口角炎同时存在，表现为唇部脱屑、皲裂，严重者出现糜烂、疼痛。

（3）舌炎：早期有舌干燥感，舌体肿大，呈鲜红色，菌状乳头肿胀、充血，伴灼热感或刺痛。以后出现丝状乳头、菌状乳头萎缩消失，舌面光滑、发亮，伴有浅裂隙（图 2-8-3）。

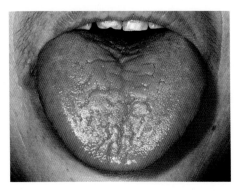

图 2-8-3　核黄素缺乏
萎缩性舌炎。

（4）阴囊炎：可分为红斑型和丘疹型。前者分布于阴囊两侧，表现为覆盖有鳞屑、痂皮的红斑；后者以散在丘疹为主，被覆鳞屑。

根据舌炎、阴囊炎等典型表现即可诊断，必要时可加做尿核黄素测定。

3.实验室检查　实验室检查可进行尿核黄素测定，结果＜ 27 μg/g 肌酐提示成人维生素 B_2 缺乏。临床少用。临床怀疑核黄素缺乏者，可采取诊断性治疗的方法。

【治疗要点】

1. 调整饮食结构。
2. 口服核黄素，每日 3 次，每次 5 mg。
3. 口腔以局部对症治疗为主。
4. 阴囊炎可局部涂擦抗菌药物软膏。

五、色素沉着息肉综合征

色素沉着息肉综合征又称波伊茨 - 耶格综合征（Peutz-Jeghers syndrome），是一种常染色体显性遗传疾病。主要突变基因是 LKB1/STK11，胃肠道错构瘤、皮肤黏膜色素斑和家族遗传性为其主要特点，主要并发症是肠梗阻和肠道及胃肠道外恶性肿瘤。

【诊断要点】

1. 病史采集

（1）是否有家族史。

（2）是否有慢性腹痛、腹泻、黑便、呕吐、贫血病史。

2. 临床表现

（1）口腔黏膜、口周等部位出现黑色素斑。

（2）黑色素斑多呈圆形或椭圆形，黑色、棕黑色或褐色，边界清，不高起于黏膜，表面光滑、无浸润（图 2-8-4 A 至 E）。

3. 辅助检查　胃肠镜可见消化道内息肉，一般呈多发性，圆形或卵圆形，呈略长的分叶状带蒂增生物，可散在或成簇分布（图 2-8-4 F）。本综合征患者存在消化道恶性肿瘤的风险，胃肠道息肉也存在恶变倾向。

4. 病理表现　黏膜和皮肤损害表现为基底细胞层内黑素细胞的黑素颗粒增加，黑素细胞也可增生。

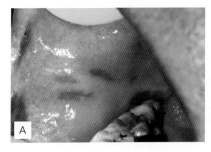
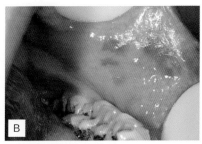

图 8-4　色素沉着息肉综合征

A 至 E. 右颊黏膜、左颊黏膜、上下唇内侧黏膜及手指散在大小不一的黑色斑块，界限清楚，不突起于黏膜表面。F. 肠镜示乙状结肠 1 枚山田Ⅱ型息肉，无分叶。

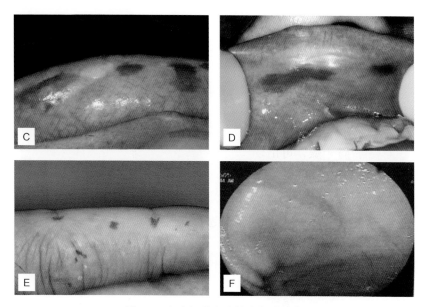

图 8-4　色素沉着息肉综合征（续）

【治疗要点】

对黏膜和皮肤色素斑通常不需要进行临床处理，也可行激光治疗以消除症状。小息肉可以通过内镜摘除。对于不能在内镜下处理的息肉，或已经发生肠梗阻、肠套叠、肠出血、癌变等并发症者，应手术治疗。

六、干燥综合征

干燥综合征是以口干、眼干为主要表现的一种系统性自身免疫疾病，根据是否伴有其他结缔组织病可分为原发性干燥综合征和继发性干燥综合征两型。

【诊断要点】

1. 病史采集

（1）是否有口干症状。

（2）是否伴有眼干症状。

（3）是否有小关节疼痛。

（4）是否有吞咽困难。

（5）是否伴有腮腺反复肿胀。

（6）是否有雷诺综合征。

（7）是否有慢性肌肉疼痛、疲乏症状。

2. 临床表现

（1）口腔黏膜干燥，黏口镜，口底唾液池消失。

（2）舌背干燥，可出现裂纹。丝状乳头萎缩，舌表面光滑，呈现"镜面舌"（图 2-8-5）。

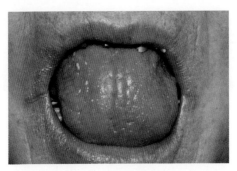

图 2-8-5 干燥综合征

（3）口腔内可出现"猖獗龋"。

（4）双侧腮腺、下颌下腺可出现弥漫性肿大。

3. 辅助检查

（1）常用的临床辅助检查包括静态唾液流量测定，正常值为 0.1 ml/1 min，检测时间可设置为 10 分钟或 15 分钟。

（2）腮腺造影或唾液腺 B 超。

（3）血液检查项目包括血细胞分析、红细胞沉降率、抗核抗体谱、类风湿因子、免疫球蛋白、抗 SSA 抗体、抗 SSB 抗体等。

（4）对于合并念珠菌病的患者，可采用念珠菌涂片镜检或培养的方法进行确诊。

4. 病理学表现 表现为腺体间质有大量淋巴细胞浸润，腺体导管管腔扩张和狭窄等。唾液腺体的上皮细胞有破坏和萎缩，功能受到严重损害。唇腺活检每 $4\ mm^2$ 腺小叶内有 ≥ 1 个淋巴细胞浸润灶可作为诊断标准之一。

【治疗要点】

1. 向患者交代注意事项及宣教　应告知患者避免辛辣刺激饮食，避免饮用含咖啡因的饮料，避免使用含乙醇的漱口水，并告知唾液分泌减少可能引起的严重并发症，宣教正确的口腔卫生措施、定期口腔检查的重要性，建议使用含氟牙膏、漱口水等。

2. 避免使用可能加重口干的药物　如抗抑郁药、阿托品等。

3. 治疗龋病　对于伴有猖獗龋的患者，应积极治疗龋病。因其龋易感性，除常规充填治疗外，可积极应用诊室及家庭含氟制剂，并常规定期牙科检查。

4. 抗真菌治疗　对于伴有口腔念珠菌病的患者，积极抗真菌治疗。局部用药可选用制霉菌素抗真菌，配合碳酸氢钠溶液改善口内 pH 值，抑制真菌生长。对于口内含化制霉菌素困难的患者，也可选择氟康唑或伊曲康唑口服治疗。对于佩戴可摘义齿的患者，应交代注意事项，保持义齿表面清洁。

5. 促进唾液分泌　可选择性使用毛果芸香碱（匹鲁卡品）、西维美林等刺激唾液腺分泌唾液的 M 受体激动剂进行治疗，可显著改善轻到中度患者的口干及眼干症状。

6. 对症治疗　可建议患者选用唾液替代品如人工唾液、口干凝胶等以改善口干症状，也可通过咀嚼无糖口香糖或使用口内电刺激装置等刺激唾液分泌。

7. 免疫治疗　根据患者病情严重程度及器官受累情况于风湿免疫科就诊，服用免疫抑制剂及调节剂或生物制剂等。

8. 眼科治疗　有眼干症状的患者，应去专业科室及时诊治。

七、结节病

结节病是一种可累及多系统的肉芽肿性疾病，以多器官出现非干酪样坏死性肉芽肿性结节为特征。最常累及的部位为肺、淋巴结、肝、脾等。发生于头颈部的结节病最常累及的部位为唾液腺，尤其是腮腺。

【诊断要点】

1. 病史采集

（1）是否有慢性低热、乏力、盗汗等。

（2）是否有干咳、气促、胸闷、胸痛等。

（3）是否有家族遗传史。

2. 临床表现

（1）口腔颌面部病变好发于唇颊部，表现为唇颊组织肥厚，形成"巨唇症"。

（2）部分患者表现为黏膜上出现突起的小丘疹，常伴颈淋巴结肿大。

（3）口腔颌面部唾液腺可累及，如表现为单侧或双侧腮腺肿大（图2-8-6）。

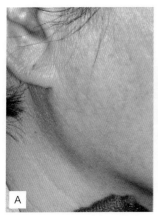
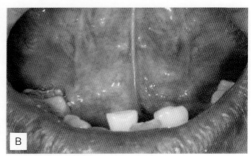

图 2-8-6 结节病
A. 右侧腮腺区肿胀；B. 口底肿胀。

3. 辅助检查

（1）结核菌素试验大多数为阴性或弱阳性。

（2）血清血管紧张素转化酶水平升高。

（3）X线检查：常以肺门淋巴结肿大为肺部特征性的改变。肺纹理增粗，有点状及结节状阴影。

（4）Kveim 试验：取活动性结节病患者的淋巴结或脾作为抗原，制成盐水混悬液。以 0.1 ~ 0.2 ml 于前臂皮内注射，4 ~ 8 周后切除该部皮肤，行病理活检。如示非干酪性上皮样细胞结节，即为阳性。

（5）支气管肺泡灌洗液（BAL）的细胞学检查：其表现为细胞总数增加，淋巴细胞增加，T 淋巴细胞增加，辅助性 T 淋巴细胞 / 抑制性 T 淋巴细胞比率增加。

4. 病理学表现　形成上皮样细胞肉芽肿，无干酪样坏死，结节内常见多核巨细胞，抗酸染色阴性。

【鉴别诊断】

1. 发生于颌面部的结节病须注意与感染性疾病（如结核、梅毒）及其他肉芽肿性疾病（如克罗恩病、肉芽肿性唇炎、韦格纳肉芽肿病、朗格汉斯细胞组织细胞增生症等）相鉴别。

2. 发生于腮腺的结节病需注意与结节型干燥综合征、IgG4 相关性疾病、腮腺良性肥大、腮腺结核、HIV 感染、腮腺肿瘤等疾病相鉴别。

【治疗要点】

治疗原则：结节病有自愈倾向，多数无肺部症状的肺外结节病患者无须治疗。对于肿胀持续不消退的患者，可酌情给予糖皮质激素治疗。

1. 糖皮质激素　糖皮质激素目前仍是治疗结节病的首选药物。泼尼松起始剂量 40 mg/d，见效后逐步减量。

2. 羟氯喹　适用于皮肤和黏膜结节病患者。一般剂量为 200 ~ 400 mg/d。应注意该药引起视网膜病变的副作用，定期眼科检查。

3. 沙利度胺　一般剂量为 50 ~ 200 mg/d。应注意此药对胎儿有致畸作用，育龄期女性患者用药期间应严格采取避孕措施。

【预后】

结节病是一种自限性疾病，大多数患者预后良好。少数患者可发展为肺纤维化。

八、淀粉样变性

淀粉样变性（amyloidosis）是一种少见的蛋白质代谢紊乱引起的全身多脏器受累的综合征，淀粉样物质在多器官或组织内沉积，引起一系列异质性表现。口腔最易累及的部位是舌部，大多继发于系统性疾病。

【诊断要点】

1. 病史采集

（1）是否有体重减轻、疲乏等症状。

（2）是否有心律失常、心绞痛等心脏症状。

（3）是否有恶心、呕吐、吞咽困难、腹泻、便秘等胃肠道症状。

（4）皮肤是否出现瘀点、瘀斑和紫癜等现象。

2. 临床表现

（1）少数淀粉样变性患者出现口腔表现。常见口腔表现为巨舌症，舌体增大、发硬，口底增厚，可呈进行性加重（图2-8-7）。

（2）一般临床表现：主要有体重减轻，易疲倦。比较特殊的体征为眼周紫癜。

3. 辅助检查

（1）尿中本周蛋白检查：90%的AL型淀粉样变性患者尿蛋白阳性，其中1/2的患者可检出本周蛋白。本周蛋白是单克隆轻链 κ

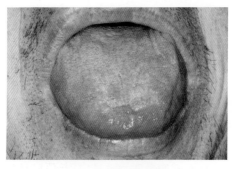

图 2-8-7 淀粉样变性

巨舌症表现。

和（或）λ 的同型体。

（2）血液检查：AL 型淀粉样变性患者血清蛋白电泳、血清或尿的免疫固定电泳可以检测到 M 蛋白或轻链。

（3）骨髓穿刺涂片检查：对于未检测到 M 蛋白或轻链的 AL 型淀粉样变性患者，建议骨髓穿刺检查，骨髓中未成熟及成熟的浆细胞所占比例超过 15%，同时可看到骨髓瘤细胞。此外，骨髓穿刺可检测浆细胞的克隆优势，排除浆细胞病。

4. 病理学表现　HE 染色切片中可见固有层内粉红色均质状无定形物质；刚果红染色切片中，固有层内见均质的橘红色无定形物质，用偏振光显微镜观察时为苹果绿色，并带有花边状。

【治疗要点】

治疗原则：该病尚无特效疗法，仍以支持治疗为主，积极处理器官功能衰竭。

1. 一旦怀疑舌淀粉样变性，应尽快活检，并酌情完善各项全身相关检查，尽快确诊，及时治疗。

2. 药物治疗可选美法仑、泼尼松等。

3. 有条件者可进行肝、肾和骨髓移植。

4. 局限型患者或针对口腔病损，可考虑糖皮质激素局部封闭或口服糖皮质激素治疗。

【预后】

本病无根治方法，预后较差，伴有系统性疾病的患者生存时间仅 3 ~ 5 年。

九、糖尿病

糖尿病是一种由于胰岛素分泌缺陷和（或）其生物作用受损而引起的以慢性高血糖为特征的代谢性疾病。糖尿病的主要临床症状为多饮、多食、多尿以及体重下降。长期存在的高血糖导致各种组织的慢性损害和功能障碍。糖尿病是与口腔关系最为密切的内分泌系统疾病，尤其是血糖控制不佳的患者，更易出现多种口腔并发症，如牙周炎、龋齿、唾液腺肿大、口干症、口腔念珠菌病和味觉异常等。

【诊断要点】

1. 临床表现

（1）典型患者有"三多一少"（多饮、多食、多尿、体重降低）症状，严重者可发生酮症酸中毒及昏迷。

（2）长期高血糖可引起动脉粥样硬化和微血管病变，导致心、脑、肾、眼、神经、皮肤等多个器官受损，出现相应脏器的症状及体征。

（3）糖尿病患者机体免疫力和防御功能下降，容易并发皮肤黏膜及软组织感染性疾病、呼吸道感染、真菌感染等而出现相应的症状和体征。

（4）糖尿病患者口腔表现包括牙龈炎、牙周炎、龋齿、口腔真菌感染、味觉异常、腮腺肿大等。

2. 实验室检查

（1）血糖测定：空腹血糖不止一次 ≥ 7.0 mmol/L（126 mg/dl），或餐后 2 小时血糖高于 11.1 mmol/L（200 mg/dl），或糖化血红蛋白 > 6.5%，均可以诊断糖尿病。

（2）尿糖：初步筛查糖尿病，应测餐后 3 小时尿糖。

（3）糖耐量试验：为确诊糖尿病的重要方法。正规试验步骤为先测空腹血糖，之后口服葡萄糖 75 g（12 岁以下为 1.75 g/kg），分别于服糖后 1、2、3 小时重复检测血糖。血糖 ≥ 11.1 mmol/L（200 mg/dl）和（或）空腹血糖 ≥ 7.0 mmol/L（126 mg/dl）即可诊断糖尿病。

（4）糖化血红蛋白：反映的是近 3 个月平均血糖情况，国内外诊断糖尿病的标准为 > 6.5%。

（5）静态唾液流量检测，唾液培养，口腔 X 线片，口腔黏膜、牙周、牙体专科检查等有助于口腔并发症的诊断。

【治疗】

1. 一般治疗　包括饮食控制、运动疗法和疾病相关知识普及宣教，是治疗糖尿病的基础，应长期严格进行。

2. 降糖药物治疗　包括口服降糖药和胰岛素，主要适用于糖尿病经一般治疗仍不能良好控制血糖者。

3. 糖尿病口腔并发症的处理

（1）牙周炎和龋齿：重点在于控制血糖，同时做好口腔卫生维护，包括刷牙、漱口、使用牙线等。定期口腔检查及牙周基础治疗有助于口腔健康的维护。

（2）口腔念珠菌病：要积极进行抗真菌治疗，佩戴义齿者要养成正确摘戴及清洁义齿的习惯。

（3）口干症：可使用人工唾液或口干凝胶缓解口干症状，咀嚼无糖口香糖刺激唾液分泌。

参考文献

［1］华红，刘宏伟. 口腔黏膜病学. 2版. 北京：北京大学医学出版社，2021.

［2］陈谦明. 口腔黏膜病学. 5版. 北京：人民卫生出版社，2020.

［3］Scully C, Flint SR, Bagan JV, et al. 系统病的口腔表征. 华红，郑立武，译. 北京：人民卫生出版社，2012.

［4］Glick M. Burket's Oral Medicine. 13th ed. Hoboken: Wiley Blackwell, 2021.

［5］王石林，顾国利. Peutz-Jeghers综合征临床诊断治疗的现状和问题. 世界华人消化杂志，2008，16（21）：2385-2389.

［6］中华医学会风湿病学分会. 干燥综合征诊断及治疗指南. 中华风湿病学杂志，2010，14（11）：766-768.

［7］Oakley A. Cheilitis on DermNet NZ. New Zealand Dermatological Society Incorporated, 2013.

［8］Cohen BA. Pediatric Dermatology. 4th ed. Cambridge: Elsevier, 2013: 240.

［9］Arthur HJ. Drugs in Dentistry by Mosby. 10th ed.[S.l.]: Elsevier India, 2011: 22.

［10］Gillmore JD, Wechalekar A, Bird J, et al. Guidelines on the diagnosis and investigation of AL amyloidosis. Br J Haematol, 2015, 168: 207-218.

（魏　攀）

第九节　口腔黏膜色素性病变

一、生理性色素沉着

生理性色素沉着（physiologic pigmentation）为弥漫或多发的口腔黏膜色素沉着，由口腔黏膜黑色素过多产生或沉积导致，为生理性现象。黑人、亚洲人多见。

【诊断要点】

1. 患者多无临床症状。

2. 色素沉着为弥漫、对称分布的黑色或棕色区域，病损可大可小。牙龈为最易累及的部位（图 2-9-1），其次为颊黏膜、腭部黏膜和唇部。易受摩擦部位通常更明显。多为孩童时发现，成年之后较少扩展。

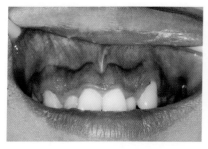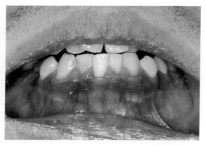

图 2-9-1　生理性色素沉着

A. 上颌牙龈生理性色素沉着；B. 下颌牙龈生理性色素沉着。

一般通过病史和临床检查即可诊断。若成年后病损增大较快或质地不均，可考虑组织活检术，以明确诊断。

【鉴别诊断】

1. 药物导致的色素沉着　由使用药物引起的色素沉着，包括奎纳克林、氯喹、羟氯喹、奎尼丁、齐多夫定、四环素、米诺环素、氯丙嗪、口服避孕药、环磷酰胺等，硬腭黏膜多见。病损为与黏膜平齐的色素斑片，不伴有增生或水肿。多数病损可在停止使用诱发药物后消退。

2. 吸烟导致的色素沉着（吸烟者黑变病） 为少数吸烟者出现的广泛累及口腔黏膜的黑色素沉着，可表现为上颌前庭区、下颌牙龈、颊黏膜、舌侧缘、腭部和口底广泛受累。

3. 黏膜黑斑 多为棕色至黑色均匀一致的椭圆形斑片，边界清楚，不高出黏膜表面，多孤立、散在分布。患者多无自觉症状。

4. 色素沉着息肉综合征 常染色体显性遗传病，突变基因为19p13.3 的 STK11/LKB1 基因。特征为口腔黏膜、口周皮肤等部位多发、散在的黑色素斑，伴胃肠道多发性息肉。胃肠道多发性息肉有癌变风险，需定期随诊。

【治疗要点】

一般不需要治疗。若患者有美观需求，可考虑激光、手术等治疗。

【预后】

此病预后良好，一般无癌变风险。

二、口腔黏膜黑斑

口腔黏膜黑斑（melanoplakia 或 melanotic macule）指发生在口腔黏膜的病因不明的黑色素斑，与种族性、系统性、外源性因素无关，为口腔最常见的色素来源性疾病。

【诊断要点】

1. 临床表现

（1）患者多无临床症状，有时患者可主诉影响美观。

（2）口腔黏膜黑斑最常见部位为唇部，附着龈、颊部、腭部也常见。多为散在分布的椭圆形或圆形黑色或棕褐色斑片，直径多小于 1 cm，边界清，色泽均匀，不高出黏膜表面（图 2-9-2）。触诊柔软，无卫星灶。

2. 病理学表现 若行病理检查，表现为黏膜上皮基底层细胞和基底细胞上层的黑素增多、呈带状，均匀分布于胞质中。黑素细胞与固有层结缔组织间有明显的界线。

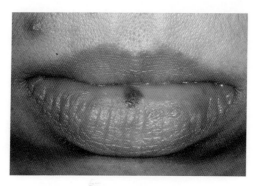

图 2-9-2 口腔黏膜黑斑

下唇黏膜黑斑。

一般通过临床检查和病史，排除其他病因或诱因即可诊断。必要时行活体组织检查以协助诊断。

【鉴别诊断】

1. 恶性黑色素瘤 口腔内的恶性黑色素瘤常见于腭部及附着龈，表现为病损快速增大，可呈蓝黑色或暗黑色，初期为扁平状增生，后期可出现结节状或分叶状表现，色素不均匀，呈放射状，易破溃出血，周围可出现卫星结节。可侵犯牙槽骨及颌骨，可出现对应区域淋巴结肿大。

2. 色素痣 常见于皮肤，偶见于口腔黏膜。病损多稍高于黏膜表面，表现为褐色、深棕色或棕黑色，多小于 1 cm，是由于黑素细胞生长或增殖所致。

3. 色素沉着息肉综合征 又称作 Peutz-Jeghers 综合征，为常染色体显性遗传病，突变基因为 19p13.3 的 STK11/LKB1 基因。特征为口腔黏膜、口周皮肤等部位多发、散在的黑色素斑，伴胃肠道多发性息肉。

【治疗要点】

一般不需要治疗，以观察随访为主。若患者有美观需求，可考虑激光、手术切除等治疗。若黑斑出现色泽、大小的快速改变，应及时行手术切除。

【预后】

此病一般预后良好。若出现病损不对称、边缘不规则、颜色不均匀、病损面积快速增大等表现，则有转变为恶性黑色素瘤的可能。

三、口腔黑棘皮病

黑棘皮病（acanthosis nigricans）是一种少见的疾病，以皮肤角化过度、色素沉着和乳头瘤样增生为特征，可累及皮肤和黏膜。可分为良性、恶性、假性、药物诱导性黑棘皮病几个分型。

【诊断要点】

1. 临床表现

（1）患者可无临床症状，有时患者可主诉皮肤干燥粗糙、颜色变深。

（2）皮肤干燥粗糙，可见灰褐色、棕褐色或黑色色素沉着，后期表皮逐渐增厚，出现乳头瘤样皮肤皱起和疣状增生。常见于皮肤易受摩擦的部位，如颈部、腋窝、乳头、腹股沟等处。

（3）口腔黏膜受累时，多出现乳头瘤样增生或疣状增生，可伴有不同程度的弥漫性色素沉着，唇、颊、舌背、腭部、咽部可受累（图 2-9-3）。

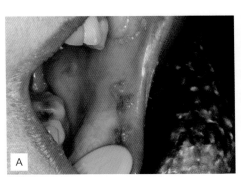
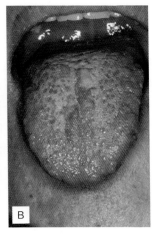

图 2-9-3　口腔黑棘皮病

A. 左颊乳头瘤样增生伴色素沉着；B. 舌部多发疣状增生病损。

2. 组织病理学表现 皮肤表现为表皮过角化，乳头瘤样增生，基底层黑素细胞增多，常有基底层黑素沉积，可伴轻度的棘层增厚。黏膜表现为上皮过度不全角化、乳头瘤样增生，可伴随淋巴细胞、浆细胞、中性粒细胞浸润，不伴有黑素细胞增多。

3. 实验室检查

（1）良性黑棘皮病见于新生儿和幼儿，与胰岛素抵抗型糖尿病有关。需化验检查血糖、糖化血红蛋白，进行糖耐量试验，排查自身免疫性疾病等。

（2）假性黑棘皮病又称肥胖相关黑棘皮病，需测定身高、体重、BMI 等进行评估。

（3）有些恶性肿瘤可以诱发黑棘皮病，多数为腺癌，常见于胃肠道、胆道、食管、肾、膀胱、支气管、纵隔和甲状腺，以胃癌最多见，需做内镜、CT 等检查明确诊断。

【鉴别诊断】

1. 口腔念珠菌病 发生在口腔的增殖型口腔念珠菌病可表现为白斑伴颗粒样增生或结节状、肉芽肿样的增生，常见于双颊、舌背和腭部。还会有其他念珠菌感染的表现，如黏膜充血发红、舌背乳头萎缩等。口腔真菌涂片镜检或唾液培养可检测到念珠菌存在。

2. 口腔尖锐湿疣 由人乳头瘤病毒（HPV）感染引起。口腔表现为粉红色丘疹或疣状物，可单发或多发，较大的疣体可呈菜花样，彼此融合的病损表面可角化发白或糜烂、溃疡。好发于舌、腭、唇、颊及牙龈。外阴和肛门处病损也常见。醋酸白试验及 PCR 检测有助于诊断。

【治疗要点】

1. 治疗原发疾病 治疗黑棘皮病最重要的是治疗其背后隐藏的全身疾病。对于良性黑棘皮病来说，需要排查和诊治血糖异常、自身免疫性疾病；对于肥胖相关黑棘皮病，减重和生活方式的改变对病情缓解有效；对于药物引起的黑棘皮病，停止使用可疑药物，病损可减轻或消退；对于恶性黑棘皮病来说，排查和治疗原发肿瘤至关重要。

2. 对症治疗 皮肤和黏膜的病损一般不需要处理。口服药物如奥曲肽、维生素 D_3，以及局部使用卡泊三醇、维 A 酸等有一定疗效。有美观需要的患者可采用激光治疗。

【预后】

良性、假性、药物诱导性黑棘皮病预后良好，一般去除诱发因素后可缓解。有全身系统性疾病如糖尿病、自身免疫性疾病的患者，预后与全身疾病的控制相关。恶性黑棘皮病的预后主要与原发恶性肿瘤的控制情况相关。

四、原发性慢性肾上腺皮质功能减退症

原发性慢性肾上腺皮质功能减退症（primary chronic adrenocortical hypofunction 或 hypoadrenocorticism），又称为艾迪生病（Addison's disease），是双侧肾上腺因各种原因破坏后导致肾上腺皮质激素分泌不足，从而引起机体的一系列变化。肾上腺皮质激素分泌减少，减弱了对垂体产生的黑素细胞刺激素的抑制，从而刺激黑素细胞大量产生黑色素，进而出现黏膜和皮肤的过度色素沉着。

【诊断要点】

1. 临床表现

（1）患者可有虚弱、乏力、情绪低落、食欲减退等全身症状，严重时可出现晕厥、休克。

（2）黏膜和皮肤有多发、散在的色素沉着，为褐色、黑褐色或青铜色，在暴露部位和易受摩擦部位多见，一般进展缓慢。正常色素较深的部位（如乳头、乳晕、腋下等处）色素沉着更明显。口腔黏膜的色素沉着发生较早，有时是此病的首发表现。

2. 实验室检查

（1）血清学检查：血清皮质醇浓度降低。一般测定早上 9 点的浓度，若低于 100 nmol/L，可诊断为皮质醇浓度降低。低钠血症、高钾血症常伴随发生。

（2）病理检查：基底层细胞处黑色素增多。

【鉴别诊断】

1. 色素沉着息肉综合征　常染色体显性遗传病，突变基因为 19p13.3 的 STK11/LKB1 基因。特征为口腔黏膜、口周皮肤等部位多发、散在的黑色素斑，伴胃肠道多发性息肉。

2. 生理性色素沉着　弥漫或多发的口腔黏膜色素沉着，多见于牙龈，也见于颊黏膜、腭部和唇部。多为孩童时发现，成年之后较少扩展。为生理性现象，黑人、亚洲人多见。

3. 药物导致的色素沉着　由使用药物引起的色素沉着，包括奎纳克林、氯喹、羟氯喹、奎尼丁、齐多夫定、四环素、米诺环素、氯丙嗪、口服避孕药、环磷酰胺等，硬腭黏膜多见。病损为与黏膜平齐的色素斑片，不伴有增生或水肿。多数病损可在停止使用诱发药物后消退。

4. 吸烟导致的色素沉着（吸烟者黑变病）　为少数吸烟者出现的广泛累及口腔黏膜的黑色素沉着，可表现为上颌前庭区、下颌牙龈、颊黏膜、舌侧缘、腭部和口底广泛受累。

【治疗要点】

应积极治疗导致肾上腺皮质功能减退的原发疾病，使用糖皮质激素作为替代补充。对于口腔黏膜的色素沉着，一般无须过多处理。

【预后】

此病的预后与原发疾病密切相关。发生在口腔黏膜的色素沉着一般无癌变风险。

五、银汞文身

银汞文身（amalgam tattoo）指牙科用的银汞合金成分进入黏膜内形成色素沉着。

【诊断要点】

一般通过病史和临床检查即可诊断。

1. 临床表现

（1）患者多无临床症状。

（2）表现为小而清晰的蓝黑色、蓝灰色色素沉着斑，见于银汞充填体或银汞材料牙冠邻近的黏膜，所有部位的黏膜均可累及，常见于牙龈、牙槽黏膜、颊黏膜、口底等部位。若使用银汞材料行根尖部位倒充填，病损也会出现在根尖区域黏膜。

2. 病理学表现　若行活体组织检查，镜下表现为细小棕色颗粒沉积于胶原纤维，对血管和神经纤维也有亲和性，炎症反应较少。

【鉴别诊断】

1. 色素痣　常见于皮肤，偶见于口腔黏膜。病损多稍高于黏膜表面，呈褐色、深棕色或棕黑色，多小于 1 cm，由黑素细胞生长或增殖所致。

2. 黏膜黑斑　多为棕色至黑色均匀一致的椭圆形斑片，边界清楚，不高出黏膜表面，多孤立散在分布。患者多无自觉症状。

3. 接触性苔藓样反应　黏膜与银汞材料接触后出现的苔藓样反应，呈白色角化条纹状，有时伴有充血，长期的慢性病损可能会出现灰褐色的色素沉着。

4. 恶性黑色素瘤　口腔内的恶性黑色素瘤常见于腭部及附着龈，表现为病损快速增大，可呈蓝黑色或暗黑色，初期为扁平状增生，后期可出现结节状或分叶状表现，色素不均匀，呈放射状，易破溃出血，周围可出现卫星结节。可侵犯牙槽骨及颌骨，可出现对应区域淋巴结肿大。

【治疗要点】

一般无须治疗，以观察随访为主。若患者有美观需求，也可考虑手术去除病损。

【预后】

此病预后良好，一般无癌变风险。

六、重金属色素沉着

重金属色素沉着（heavy metal pigmentation）是由重金属全身性吸收导致的口腔黏膜的颜色改变，常见于职业暴露人群或生活环境中有重金属超标的人群。主要引起此病的重金属有铅、汞、铋、砷等。

【诊断要点】

1. 临床表现

（1）轻者可无临床症状。重者表现为相应重金属中毒的全身症状，如行为改变、神经系统疾病、腹痛、流涎症等。

（2）牙龈边缘可形成蓝黑色或蓝灰色色素沉着带，依据致病的重金属不同称为铅线、铋线、汞线等。严重时也可在唇、舌、颊黏膜形成色素斑。

2. 实验室检查　通过检测血液中的重金属浓度，结合临床表现，可做出诊断。

【鉴别诊断】

1. 生理性色素沉着　弥漫或多发的口腔黏膜色素沉着，多见于牙龈，也见于颊黏膜、腭部和唇部。多为孩童时发现，成年之后较少扩展。为生理性现象，黑人、亚洲人多见。

2. 色素沉着息肉综合征　常染色体显性遗传病，突变基因为19p13.3 的 STK11/LKB1 基因。特征为口腔黏膜、口周皮肤等部位多发、散在的黑色素斑，伴胃肠道多发性息肉。

【治疗要点】

1. 脱离重金属环境。

2. 积极治疗全身的重金属中毒，口腔黏膜的病损无须特殊治疗。

【预后】

此病预后与重金属中毒的程度和治疗情况有关。口内病损一般无风险。

七、烟草及药物引起的色素沉着

烟草的代谢产物诱发黑色素合成可导致口腔内广泛的色素沉着，多见于上颌前庭、下颌牙龈、颊、舌侧缘、腭部、口底等黏膜。

药物的代谢产物或复合物可引起色素沉着，抗疟药、地西泮、硝基咪唑、避孕药等多见，常发生在硬腭黏膜。

【诊断要点】

1. 患者多无临床症状。

2. 烟草引起的色素沉着多为棕色、不规则斑片，有时可呈地图样改变（图 2-9-4）。若吸烟患者停止吸烟，病损可逐渐减退。

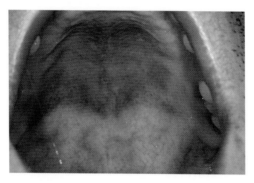

图 2-9-4　烟草引起的腭部色素沉着

3. 药物引起的色素沉着为与黏膜平齐的色素斑片，不伴有增生或水肿。多数病损可在停止使用诱发药物后消退。

一般通过临床检查和病史可做出初步诊断。若停止吸烟或停用可疑药物后一段时间病损消退，则可做出诊断。

【鉴别诊断】

1. 色素沉着息肉综合征　常染色体显性遗传病，突变基因为19p13.3 的 STK11/LKB1 基因。特征为口腔黏膜、口周皮肤等部位多发、散在的黑色素斑，伴胃肠道多发性息肉。

2. 生理性色素沉着　弥漫或多发的口腔黏膜色素沉着，多见于牙龈，也见于颊黏膜、腭部和唇部。为生理性现象，黑人、亚洲人多见。

【治疗要点】

一般不需要治疗。停止吸烟或停用可疑药物后，大部分病损可逐渐减退。

【预后】

此病预后良好。

参考文献

［1］华红，刘宏伟. 口腔黏膜病学. 2版. 北京：北京大学医学出版社，2021.

［2］Glick M. Burket's Oral Medicine. 12th ed. Shelton: People's Medical Publishing House- USA, 2015: 123-146.

［3］Kutlubay Z, Engin B, Bairamov O, et al. Acanthosis nigricans: a fold (intertriginous) Dermatosis. Clinics in Dermatology, 2015, 33 (4): 466-470.

（胡晓晟）

第十节　性传播疾病的口腔表征

一、梅毒

梅毒（syphilis）是由梅毒螺旋体（*Treponema pallidum*）引起的慢性、系统性的性传播疾病，可侵犯全身各器官和组织。侵犯口腔引发的病损称为口腔梅毒。

【诊断要点】

梅毒按照传播途径分为先天性梅毒和获得性梅毒。获得性梅毒按照发病阶段分为一期、二期和三期梅毒，各期梅毒有不同的口腔表征。

1. 临床表现

（1）一期梅毒：典型表现为硬下疳，多见于外生殖器部位，口腔黏膜病损见于有口交行为者。潜伏期一般 2 ~ 4 周。常为单发，也可多发。初为粟粒大小隆起结节，后发展成直径 1 ~ 2 cm 的圆形或椭圆形浅在性溃疡。典型的硬下疳界限清楚，边缘略隆起，创面平坦、清洁；触诊浸润明显，呈软骨样硬度。硬下疳无明显疼痛，破溃后有轻度触痛。

（2）二期梅毒：可有一期梅毒史（常在硬下疳发生后 4 ~ 6 周出现），病期 2 年内。口腔黏膜的特征性表现为黏膜斑，呈浅在椭圆形或不规则糜烂，表面有光滑的灰白色渗出物，形成假膜，多发生于唇、口角、舌腹、咽部及扁桃体等部位（图 2-10-1）。少数情况下可

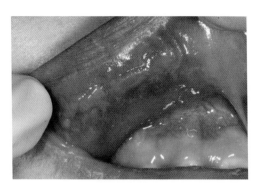

图 2-10-1　梅毒

表现为似瘤样组织增生病损。此外，可伴发多样化皮肤病损，包括斑疹、斑丘疹、丘疹、鳞屑性皮损、毛囊疹及脓疱疹等，分布于躯体和四肢等部位，常泛发、对称。掌跖部暗红斑及脱屑性斑丘疹，外阴及肛周的湿丘疹或扁平湿疣为其特征性损害。全身浅表淋巴结可肿大。皮疹一般无瘙痒感，口腔黏膜斑有轻度疼痛。

（3）三期梅毒：可有一期或二期梅毒史，病程 2 年以上。在口腔表现为树胶肿或梅毒性舌炎。上腭及鼻中隔黏膜树胶肿可导致上腭及鼻中隔穿孔和马鞍鼻，舌背可表现为纤维化。患者可无症状，上腭黏膜树胶肿可导致上腭穿孔，引发呛咳等。

2. 实验室检查

（1）显微镜检查：采用暗视野或镀银染色显微镜检查法，可见梅毒螺旋体。但对于口腔黏膜斑，因不易与口腔中的其他螺旋体相鉴别，故不采用此法检查。

（2）非梅毒螺旋体血清学试验：常用的是性病研究实验室（venereal disease research laboratory test，VDRL）试验、快速血浆反应素（rapid plasma reagent，RPR）试验和甲苯胺红不加热血清试验（toluidine red unheated serum test，TRUST）。

（3）梅毒螺旋体血清学试验：常用的是梅毒螺旋体血凝试验（trepomema pallidum hemagglutination assay，TPHA）、梅毒螺旋体明胶凝集试验（treponema pallidum particle agglutination assay，TPPA）和

荧光螺旋体抗体吸收试验（fluorescent treponemal antibody absorption test, FTA-ABS）。

【鉴别诊断】

梅毒的临床表现需与以下疾病相鉴别，血清学检查是重要的手段。

1. 一期梅毒需与口腔鳞癌鉴别。

2. 二期梅毒需与过敏性口炎、扁平苔藓、复发性阿弗他溃疡等多种疾病鉴别。

3. 三期梅毒需与贫血、维生素缺乏症、扁平苔藓等鉴别。

【治疗要点】

治疗原则为及早发现，及时正规治疗；剂量足够，疗程规则；治疗后要经过足够时间随访观察；对所有性伴同时进行检查和治疗。

1. 全身治疗

（1）早期梅毒（一期、二期梅毒及病程小于2年的隐性梅毒）推荐方案：普鲁卡因青霉素G 80万U/d，肌内注射，连续15天；或苄星青霉素240万U，分为双侧臀部肌内注射，每周1次，共2次。替代方案：头孢曲松0.5~1g，每日1次，肌内注射或静脉给药，连续10天。对青霉素过敏者用以下药物：多西环素100 mg，每日2次，连服15天。

（2）晚期梅毒（三期皮肤、黏膜、骨梅毒，晚期隐性梅毒或不能确定病期的隐性梅毒）及二期复发梅毒推荐方案：普鲁卡因青霉素G 80万U/d，肌内注射，连续20天为1个疗程，也可考虑给第2个疗程，疗程间停药2周；或苄星青霉素240万U，分为双侧臀部肌内注射，每周1次，共3次。对青霉素过敏者用以下药物：多西环素100 mg，每日2次，连服30天。

2. 局部治疗 可辅助采用消炎、止痛、促愈合措施以减轻局部炎症及不适症状。

【预后】

早期梅毒及时正规治疗则预后良好。晚期神经梅毒和心血管梅毒预后不佳。

【预防】

避免不洁性行为。发现梅毒患者按乙类传染病上报。对于先天性梅毒的预防，需要对孕妇常规进行梅毒血清学检查。

二、淋病

淋病（gonorrhea）是由淋病奈瑟菌（淋球菌）感染所致的经典的性传播疾病。主要表现为泌尿生殖系统黏膜的化脓性炎症，口腔及咽部、直肠和眼结膜亦可为原发性感染部位。

【诊断要点】

1. 临床表现

（1）淋菌性尿道炎为男性最常见的表现，患者常有尿痛、尿道刺痒或尿急、尿频，约10%的感染者无症状。约50%的女性感染者无明显症状，可有外阴刺痒和烧灼感，并发盆腔炎者有畏寒、发热等全身症状。

（2）口咽部原发感染见于有口交行为者。90%以上的感染者无明显症状，少数患者有咽干、咽部不适、灼热或疼痛感。成人播散性淋病患者常有发热、寒战、全身不适。

（3）口咽部黏膜充血，咽后壁有黏液或脓性分泌物，可有颌下淋巴结肿大。

（4）全身表现：男性可见尿道分泌物，开始为黏液性，量较少，数日后出现大量脓性或脓血性分泌物；女性阴道分泌物增多，呈脓性，子宫颈充血、红肿，子宫颈口有黏液脓性分泌物。可出现附睾炎、精囊炎、盆腔炎等并发症，全身播散者可出现关节炎 - 皮炎综合征，肢端部位有出血性或脓疱性皮疹，手指、腕和踝部小关节常受累，出现关节痛、腱鞘炎或化脓性关节炎。少数患者可发生淋菌性脑膜炎、心内膜炎、心包炎、心肌炎等。

2. 实验室检查

（1）显微镜检查：取男性尿道分泌物涂片做革兰氏染色，镜检多形核细胞内见革兰氏阴性双球菌为阳性。适用于男性无合并症淋病的诊断，不推荐用于口咽部、直肠和女性宫颈感染的诊断。

（2）淋球菌培养：为淋病的确诊试验。适用于男、女性及除尿液外所有临床标本的淋球菌检查。

（3）核酸检测：灵敏度高于培养。适用于各种类型临床标本的检测。

淋病的诊断主要根据病史及临床表现，比如有高危的性接触史，同时要进行分泌物的涂片镜检和细菌培养以明确诊断。

【鉴别诊断】

1. 球菌性口炎 口腔黏膜任何部位均可发生，表现为糜烂及假膜样病损，病原学检查有助于鉴别。

2. 疱疹性咽峡炎 儿童多见，有发热等全身不适，口腔后部疱性及破溃后糜烂病损。

【治疗要点】

一般原则：应遵循及时、足量、规则用药的原则；根据不同的病情，采用不同的治疗方案；治疗后应进行随访。具体治疗方法多选用对淋球菌最敏感的抗菌药物正确、足量、全面治疗，有并发症者对症用药治疗。性伴侣双方应该同时检查治疗，治疗期间禁止性行为，注意局部卫生清洁。此外，应注意多重病原体感染，一般应同时用抗沙眼衣原体的药物或常规检测有无沙眼衣原体感染，也应做梅毒血清学检测以及 HIV 咨询与检测。

【预后】

及时有效治疗者预后良好。如未及时发现和治疗，可发生并发症和播散。孕妇如不及时治疗，可经生殖道引发新生儿感染。

【预防】

避免不洁性行为。发现淋病患者按乙类传染病上报管理。

三、尖锐湿疣

尖锐湿疣（condyloma acuminatum，CA）是由人乳头瘤病毒（HPV）感染引起的、以皮肤和黏膜疣状增生性病变为主要表现的性传播疾病，传染性强，容易复发。尖锐湿疣主要通过性接触传播，口腔尖锐湿疣主要是由口交等行为所致。

【诊断要点】

1. 临床表现

（1）该病潜伏期3周至8个月，平均3个月。

（2）患者一般无自觉症状，部分患者可出现异物感、痛、痒感或性交痛。直肠内尖锐湿疣可有疼痛、便血、里急后重感。口腔尖锐湿疣患者以发现口腔疣体就诊，部分患者可自觉异物感。

（3）生殖器和肛周为好发部位，男性多见于包皮、系带、冠状沟、龟头、尿道口、阴茎体、肛周、直肠内和阴囊，女性多见于大小阴唇、后联合、前庭、阴蒂、宫颈和肛周。

（4）典型损害呈单个或群集分布，表面凹凸不平，呈乳头样、鸡冠状或菜花样突起，红色或污灰色。根部常有蒂，且易发生糜烂渗液，触之易出血。

（5）口腔黏膜病损初期表现为局部小而柔软的粉红色丘疹，针头至绿豆大小，逐渐增大发展为乳头状、鸡冠状、菜花状或团块状赘生物，可单发或多发（图2-10-2）。

（6）HPV亚临床感染：指HPV感染后病损在临床上不能由肉眼辨认，但通过醋酸白试验（用5%醋酸溶液涂抹或湿敷后发现局部发白）、组织病理学检查或核酸检测技术，能够发现HPV感染的证据。

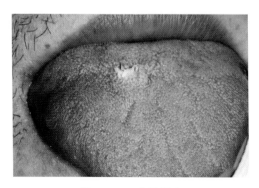

图2-10-2 尖锐湿疣

2. 病理学表现　乳头瘤或疣状增生、角化过度、片状角化不全、表皮棘层肥厚、基底细胞增生、真皮浅层血管扩张，并有淋巴细胞为主的炎症细胞浸润。在颗粒层和棘层上部可见呈灶状、片状及散在分布的空泡化细胞；有时可在角质形成细胞内见到大小不等浓染的颗粒样物质，即病毒包涵体。

3. 实验室检查

（1）醋酸白试验：是辨别早期尖锐湿疣损害及亚临床感染的简便易行的方法，即将 3%～5% 醋酸溶液湿敷或涂布于待检的皮损处以及周围皮肤和黏膜，如果在 3～5 分钟内见到均匀一致的变白区域，则为阳性反应。局部有炎症、表皮角化或外伤等时可出现假阳性。

（2）核酸扩增试验：扩增 HPV 特异性基因（L1、E6、E7 区基因）。目前有多种核酸检测方法，包括荧光实时 PCR、核酸探针杂交试验等。应在通过相关机构认定的实验室正规开展检测。

尖锐湿疣临床诊断应符合临床表现，可有或无流行病学史。确诊病例应同时符合临床诊断病例的要求和实验室检查中任一项。

【鉴别诊断】

1. 口腔疣状癌　表现为淡白色、菜花样损害，可侵犯口腔黏膜大片区域，需活体组织检查以明确诊断及外科手术治疗。

2. 增殖性疣状白斑　是以侵袭性、多发性、顽固性为主要临床特点的口腔白斑病的特殊类型，以中老年女性多见。癌变概率高，需要密切随诊。

3. 异位皮脂腺　黄色针尖和粟粒大小丘疹，无明显高出黏膜表面，无不适感，无须治疗。

4. 疣状黄瘤　口腔黏膜淡黄色疣状病损，也可发生于阴茎、阴囊等生殖器部位，需活体组织检查以明确诊断，一般无须特殊治疗。

【治疗要点】

总体治疗原则：尽早去除疣体，改善症状，尽可能消除疣体周围的亚临床感染和潜伏感染，减少复发。需根据疣体大小、数目、部位和形态，并充分考虑患者年龄、个体差异和依从性，选择个体化治疗方案。

1. 医院外治疗　包括外用 0.5% 鬼臼毒素酊（或 0.15% 鬼臼毒素乳膏）、5% 咪喹莫特乳膏及中药等。

2. 医院内治疗　包括 CO_2 激光治疗、光动力治疗、液氮冷冻治疗、手术治疗、三氯醋酸或二氯醋酸溶液及微波治疗。

3. 亚临床感染　复发与亚临床感染关系密切，因此在药物治疗或物理治疗前，可先做醋酸白试验，明确可疑感染部位，尽量清除亚临床感染，以减少复发。

4. 随访　治疗后的最初 3 个月，应嘱患者每 2 周随诊 1 次，以便及时得到恰当的临床处理。3 个月后，可根据患者的具体情况，适当延长随访间隔期，直至末次治疗后 6 个月。

【预后】

预后一般良好，虽然治疗后复发率较高，但通过正确处理最终可达临床治愈。HPV 感染（主要是高危型 HPV，如 HPV-16、HPV-18 型）与生殖器癌的发生密切相关，如宫颈癌、阴茎癌等。

【预防】

1. 加强健康教育，避免不安全性行为如非婚性行为等。

2. 使用安全套可以降低生殖道 HPV 感染的危险性。

3. 接种 HPV 疫苗可有效预防特定型别的 HPV 感染，但不能用于治疗已发生的 HPV 感染和已存在的尖锐湿疣。

4. 患者 6 个月内所有性伴都应接受性传播疾病筛查。

四、艾滋病

艾滋病，即获得性免疫缺陷综合征（acquired immunodeficiency syndrome，AIDS），是一种危害性极大的性传播疾病，是由人类免疫缺陷病毒（human immunodeficiency virus，HIV）感染后导致的人体免疫功能缺陷。未经治疗的感染者在晚期可出现一系列机会性感染及恶性肿瘤，严重者可致死亡。

【诊断要点】

1. 临床表现

（1）艾滋病的平均潜伏期为 6~8 年，短则数月，最长可达数十年。

（2）根据感染后临床表现及症状严重程度，HIV 感染的全过程可分为急性期、无症状期和艾滋病期。

1）急性期：通常发生在初次感染 HIV 后 2～4 周。部分感染者出现 HIV 病毒血症和免疫系统急性损伤所产生的临床症状。大多数患者临床症状轻微，持续 1～3 周后缓解。临床表现以发热最为常见，可伴有咽痛、盗汗、恶心、呕吐、腹泻、皮疹、关节疼痛、淋巴结肿大及神经系统症状。皮疹较常见，面部、胸前、背部、四肢等部位均可能出现皮疹。皮疹突出皮肤，创口明显，颜色红或深紫，按压时疼痛，严重时会成片出现。

2）无症状期：此期持续时间一般为 6～8 年。在无症状期，由于 HIV 在感染者体内不断复制，免疫系统受损，CD4+ T 淋巴细胞计数逐渐下降，同时具有传染性。

3）艾滋病期：主要表现为持续 1 个月以上的发热、盗汗、腹泻、体重减轻 10% 以上。部分患者表现为神经精神症状，如记忆力减退、精神淡漠、性格改变、头痛、癫痫及痴呆等。另外，还可出现持续性全身性淋巴结肿大。艾滋病期可出现 HIV 相关的机会性感染。口腔内可表现为反复发作的口腔真菌感染，反复发作的单纯疱疹病毒感染或带状疱疹病毒感染；其他系统性机会性感染有肺孢子菌肺炎、反复发生的细菌性肺炎、活动性结核或非结核分枝杆菌病、深部真菌感染、活动性巨细胞病毒感染、弓形虫脑病、马尔尼菲青霉病等。此外，皮肤和黏膜或内脏可发生卡波西肉瘤、淋巴瘤。

（3）与 HIV 相关的口腔表征：包括口腔念珠菌病、与 HIV 相关的牙周疾病（牙龈线形红斑、牙周炎、急性坏死性牙龈炎、坏死性口炎）、口腔毛状白斑、卡波西肉瘤、非霍奇金淋巴瘤等。

1）口咽部念珠菌感染：常表现为严重的假膜型念珠菌病（图 2-10-3），与外周血 CD4+ T 细胞计数 < 200/mm^3 显著相关。

2）与 HIV 相关的牙周疾病

A. 牙龈线形红斑：表现为沿游离龈界限清楚、火红色的充血带。

B. HIV 相关性牙周炎：牙周附着短期内迅速丧失，进展快，但

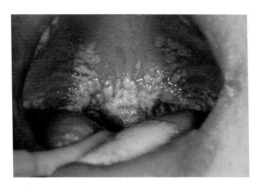

图 2-10-3 艾滋病

牙周袋不深，主要是由于牙周硬软组织同时破坏所致，表现为牙松动甚至脱落。

　　C. 急性坏死性牙龈炎：前牙牙龈单个或多个乳头坏死，龈缘及龈乳头有灰黄色坏死组织，牙齿松动伴有疼痛，口腔恶臭。

　　3）口腔毛状白斑：病损特征为双侧舌缘有白色或灰白色斑块，呈垂直皱褶外观，过度增生可呈毛茸状，不能被擦去，是 HIV 感染者一种特殊的口腔损害。多见于男性同性恋患者。

　　4）卡波西肉瘤：呈单个或多个褐色、蓝色或紫色斑块或结节，高出黏膜表面，可有分叶、溃疡或出血。最常见的部位为腭部，其次为舌部和牙龈，对艾滋病具有诊断意义。

　　5）非霍奇金淋巴瘤：以无痛性颈、锁骨上淋巴结肿大为首要表现，病情发展迅速，易发生远处扩散。口内好发于软腭、牙龈、舌根等部位，表现为固定而又有弹性的红色或紫色肿块，伴有或不伴有溃疡。

　　2. 实验室检查　HIV 实验室检查包括 HIV 抗体检测、HIV 核酸定性及定量检测、CD4+ T 淋巴细胞检测、HIV 耐药检测等。

　　（1）CD4+ T 淋巴细胞检测：HIV 感染后，外周血 CD4+ T 淋巴细胞进行性减少，CD4+/CD8+ 淋巴细胞比例倒置，细胞免疫功能受损。

　　（2）HIV 抗体检测：此为 HIV 感染诊断的金标准。采用酶联免疫吸附法、明胶颗粒凝集试验、免疫荧光检测法、免疫印迹检测法、放射免疫沉淀法等，其中前三项常用于筛选试验，后二者用于确证试验。

（3）HIV 核酸定性及定量检测：采用 PCR 技术检测 HIV 及其载量。

（4）各种致病性感染的病原体检查：如用 PCR 方法或培养的方法检测相关病原体。

3. 组织病理学检查　恶性肿瘤需采取组织病理学检查以明确诊断。

4. 影像学检查　如结核、卡氏肺孢子菌肺炎等诊断需借助于影像学检查手段。

诊断原则：HIV/AIDS 的诊断需结合流行病学史（包括不安全性生活史、静脉注射毒品史、输入未经 HIV 抗体检测的血液或血液制品、HIV 抗体阳性者所生子女或职业暴露史等）、临床表现和实验室检查等进行综合分析，慎重做出诊断。

【鉴别诊断】

1. 单纯性龈炎或慢性牙周炎　龈缘充血水肿由菌斑和牙石引起，去除局部刺激后可消退。而 HIV 相关性牙周病病情发展迅速。

2. 单纯疱疹、带状疱疹　在无免疫缺陷的患者中具有自限性。艾滋病患者往往病情严重，病程长。

3. 抗生素性口炎　HIV 伴发口腔念珠菌病需与抗生素性口炎等口腔念珠菌病类型相鉴别。

【治疗要点】

目前尚无根治疗法。治疗目标为降低 HIV 感染的发病率和病死率，降低非艾滋病相关疾病的发病率和病死率，使患者获得正常的期望寿命，提高生活质量；最大程度地抑制病毒复制，使病毒载量降低至检测下限并减少病毒变异；重建免疫功能；减少异常的免疫激活；减少 HIV 的传播，预防母婴传播。

1. 全身治疗

（1）高效抗反转录病毒治疗（HAART）：目前国际上共有六大类 30 多种药物（包括复合制剂）用于治疗艾滋病，六大类分别为核苷类反转录酶抑制剂（NRTIs）、非核苷类反转录酶抑制剂（NNRTIs）、蛋白酶抑制剂（PIs）、整合酶抑制剂（INSTIs）、融合酶抑制剂（FIs）及 CCR5 抑制剂。国内的抗反转录病毒治疗药物有 NRTIs、NNRTIs、PIs、INSTIs 以及 FIs 五大类（包含复合制剂）。

（2）机会性感染的治疗：除其他系统机会性感染的治疗外，对于反复发作的口腔真菌感染、反复发作的单纯疱疹病毒感染或带状疱疹病毒感染，需给予相应的抗真菌治疗和抗病毒治疗。

（3）并发症的治疗：口腔黏膜发生的卡波西肉瘤、非霍奇金淋巴瘤等均需肿瘤专科诊治。

2. 局部对症治疗　与 HIV 相关的牙周疾病（牙龈线形红斑、急性坏死性牙龈炎、牙周炎、坏死性口炎）等需给予相应的牙周治疗。

【预后】

早期发现并及时进行抗病毒治疗，未出现病毒耐药及严重不良反应者可长期稳定。

晚期患者及未及时进行抗病毒治疗者，常死于并发症。

【预防】

树立健康的性观念，正确使用安全套，采取安全的性行为；不吸毒，不共用针具；推行无偿献血，对献血人群进行 HIV 筛查；加强医院管理，严格执行消毒制度，控制医院交叉感染，预防职业暴露与感染；控制母婴传播；对 HIV/AIDS 患者的配偶和性伴侣、与 HIV/AIDS 患者共用注射器的静脉药物依赖者，以及 HIV/AIDS 患者所生的子女，进行医学检查和 HIV 检测，为其提供相应的咨询服务。

对于感染 HIV 高风险人群，在知情同意以及高依从性前提下，提供抗病毒药物来进行相应的暴露前预防和暴露后预防。推行艾滋病自愿咨询和检测，对发现的 HIV/AIDS 病例应按照乙类传染病管理，并采取相应的措施。

参考文献

［1］华红，刘宏伟. 口腔黏膜病学. 2 版. 北京：北京大学医学出版社，2021.
［2］陈谦明. 口腔黏膜病学. 5 版. 北京：人民卫生出版社，2020.

［3］Glick M. Burket's Oral Medicine.13th ed. Hoboken: Wiley Blackwell，2021.

［4］中国疾病预防控制中心性病控制中心，中华医学会皮肤性病学分会性病学组，中国医师协会皮肤科医师分会性病亚专业委员会. 梅毒、淋病、生殖器疱疹、生殖道沙眼衣原体感染诊疗指南（2020）. 中华皮肤科杂志，2020，53（3）：168-179.

［5］童曼莉，刘莉莉，林丽蓉，等. 梅毒实验诊断程序研究进展. 中华检验医学杂志，2017，40（11）：898-902.

［6］中华医学会皮肤性病学分会性病学组. 尖锐湿疣治疗专家共识（2017）. 临床皮肤科杂志，2018，47（2）：125-127.

［7］中华医学会皮肤性病学分会性病学组，中国医师协会皮肤科分会性病亚专业委员会. 尖锐湿疣临床诊疗与防治指南（一）. 中国艾滋病性病，2015，21（3）：172-174.

［8］中华医学会皮肤性病学分会性病学组，中国医师协会皮肤科分会性病亚专业委员会. 尖锐湿疣临床诊疗与防治指南（二）. 中国艾滋病性病，2015，21（3）：260-261.

［9］中华医学会感染病学分会艾滋病丙型肝炎学组，中国疾病预防控制中心. 中国艾滋病诊疗指南（2021版）. 中华内科杂志，2021，60（12）：1106-1128.

［10］中华医学会皮肤性病学分会，中国医师协会皮肤科医师分会，中国康复医学会皮肤性病委员会. 中国尖锐湿疣临床诊疗指南（2021完整版）. 中国皮肤性病学杂志，2021，35（4）：359-374.

（闫志敏）

第三章

常见症状的鉴别诊断

第一节　口干症

　　口干症是一种临床常见的主诉症状，患者通常伴有唾液分泌减少或唾液成分改变，部分患者找不到明确原因。常见诱发因素包括系统性疾病（如舍格伦综合征、结节病等）、药物不良反应、头颈部放射治疗、化疗、感染、口呼吸习惯、心理因素（焦虑症）等。

【病史要点】

1. 了解病程及是否影响进食。
2. 是否伴有眼干、关节痛等全身症状。
3. 是否伴有唾液腺肿大史。
4. 是否有药物治疗或头颈部放射治疗史。
5. 是否伴有感染性疾病（如 AIDS、丙型肝炎等）。
6. 是否伴有睡眠障碍、焦虑抑郁状态。

【检查要点】

1. 口腔黏膜干燥程度（推荐使用 Challacombe 量表）。
2. 静态唾液总流率或刺激性唾液流率测定。
3. 是否伴有唾液腺肿大。
4. 涂片或唾液培养有助于判断是否合并有口腔念珠菌感染。
5. 血清学、组织病理学和影像学检查有助于系统性疾病导致的口干症的诊断。

【鉴别诊断】

1. 舍格伦综合征　口腔黏膜干燥，黏口镜，口底唾液池消失，可伴有口腔念珠菌病和（或）猖獗龋，静态唾液流量测定＜ 1.5 ml/15 min。唾液腺 B 超或腮腺造影具有特征性表现。血清学检查 SSA 和（或）SSB 阳性。唇腺活体组织检查可见腺体内淋巴细胞浸润灶（＞ 1 个 /4 mm^2）。（目前临床应用较为广泛的舍格伦综合征诊断标准为 2002 年美国 – 欧洲共识标准。）

2. IgG4 相关性疾病　通常伴有下颌下腺或腮腺肿大，可同时累及胰腺、胆管、泪腺等多个器官或组织，出现弥漫性或局限性肿胀或肿块。血清 IgG4 ＞ 135 mg/dl，受累组织中浸润的 IgG4+/IgG+ 浆细胞比例＞ 40%，且每高倍镜视野下 IgG4+ 浆细胞数高于 10 个。

3. 结节病　原发于唾液腺的结节病较为少见，通常表现为唾液腺无痛性肿大，腺体活体组织检查显示肉芽肿性炎症。部分患者血清学检查可见血管紧张素转换酶升高。受累唾液腺镓 –67 闪烁扫描显示特征性的 lambda 体征和熊猫体征。部分患者胸部 CT 或 X 线片可见肺门淋巴结肿大。

4. 放射性口干　有头颈部肿瘤放射治疗史，放射剂量＞ 52 Gy 即可引起严重的唾液腺功能障碍。可伴有口腔黏膜炎。同时伴有化疗的患者往往会加重唾液分泌减少的症状。

5. 药物相关性口干　药物导致的医源性口干是口干症常见原因。目前已知有 400 余种药物可导致口干症，如抗胆碱能药、拟交感神经药或利尿药等。多数患者在开始用药或药量增加后出现口干症状，停药后可恢复。

6. 生理性口干　睡眠时唾液分泌减少，部分患者醒来时会感觉口干，伴有打鼾或张口呼吸的患者症状尤其明显。焦虑状态下，由于交感神经兴奋，也会出现口干症状。此外，唾液腺的增龄性变化也会导致唾液分泌减少，但有学者认为单纯增龄性改变并不会引发明显的口干症状，老年人口干症患病率较高主要与慢性病用药相关。

（魏　攀）

第二节　口腔黏膜溃疡性损害

多种原因可造成口腔黏膜溃疡性损害。

【病史分析】

1. 病程长短，起病急缓，溃疡发作频率、持续时间，以及是否可自愈。

2. 有无身体其他器官受累。

3. 有无伴随症状，如消化道症状和呼吸道症状。

4. 创伤史或自伤史。

【检查要点】

1. 溃疡的数目、大小、形态、部位、疼痛程度和愈合时间。

2. 溃疡的质地，基底是否平坦，有无浸润感。

3. 有无与病损相对应的创伤因素。

4. 是否伴身体其他器官损害，如眼、鼻、生殖器和皮肤等。

5. 是否伴随发热、乏力、咳嗽、腹痛、腹胀等全身症状。

6. 必要时行血液检查、免疫学检查、影像学检查和活体组织检查等。

【鉴别诊断】

1. 复发性阿弗他溃疡　溃疡发作仅限于口腔黏膜，具有周期性发作和自限性特点。溃疡多为圆形和椭圆形，边缘整齐，周围绕以窄的红晕，疼痛明显，可发生在口腔黏膜的任何部位，一般7~10天可愈合。

2. 创伤性溃疡　通常存在明确的局部刺激因素，如尖锐牙尖、残根、残冠或不合适的可摘义齿，溃疡的部位、大小、形态与刺激因素吻合，疼痛不明显。

3. 自伤性溃疡　多见于多动症儿童，患儿常有不自觉咬颊、咬唇、咬舌等习惯。溃疡多见于唇、颊、舌部，溃疡深大，边缘稍隆起，基底略硬，疼痛不明显。

4. 化学灼伤　患者误服强酸、强碱、烈酒，或口腔科操作时使用腐蚀性药物，或自行使用阿司匹林、维生素C或蜂胶等外敷于黏膜表面，致接触部位浅表溃疡，表面覆盖黄白色假膜，疼痛明显。

5. 白塞病 反复发作口腔溃疡和生殖器溃疡，溃疡表现与复发性阿弗他溃疡类似，可伴有眼部表现（视物模糊、视力减退、眼球充血、异物感）、皮肤表现（结节性红斑、痤疮样皮疹或丘疹性脓疱）和血管炎表现等。皮肤针刺反应阳性具有重要的诊断意义。

6. 口腔鳞状细胞癌 好发于舌缘、舌腹、口角区内侧、软腭复合体等部位。溃疡深大，呈菜花状，周围及基底有硬结，边缘不整齐，质地硬。溃疡长期不愈，进展性加重，活体组织检查可明确诊断。

7. 结核性溃疡 多见于唇、前庭沟、舌等部位。溃疡深凹，边缘呈鼠噬状，形成潜掘状边缘，基底高低不平，呈粟粒样小结节，表面常覆污秽脓性分泌物，底部有红色肉芽组织。本病由结核分枝杆菌引起，口腔结核多继发于肺结核或肠结核，患者有呼吸道症状、午后低热等。活体组织检查及病原菌培养或鉴定有助于诊断。

8. 克罗恩病 是一种非特异性肉芽肿性炎症性疾病，患者面部或唇肿胀，或口腔黏膜呈鹅卵石样表现。溃疡多呈线性，累及龈颊沟，周围出现肉芽肿样团块。患者可伴有低热、贫血、乏力及体重减轻，伴有消化道表现，如腹痛、腹泻等。需结合病史、临床表现、影像学（小肠造影，消化道 CT、MRI、超声或内镜检查）、血清学检查及活体组织检查等综合诊断。

9. NK/T 细胞淋巴瘤 多见于上腭部黏膜。早期鼻黏膜发炎，鼻腔分泌黏液，继而出血、化脓，鼻腔及鼻周围有坏死性肉芽肿性病变，最后在上腭正中部位形成坏死性溃疡。溃疡由黏膜、皮肤发展侵袭至骨组织，使鼻中隔穿孔而致面部破坏形成畸形，伴有恶臭。患者全身出现发热、乏力、衰弱等症状。血液、骨髓、免疫学检查及活体组织检查有助于明确诊断。

（李春蕾）

第三节　口腔黏膜红色损害

正常口腔黏膜为粉红色，其呈现的色泽与上皮的厚薄、功能结构的改变有关。口腔黏膜红色损害的形成主要与上皮和结缔组织两方面的变化有关。当上皮萎缩变薄、结缔组织血管扩张充血时，口腔黏膜可呈现红色改变。

【病史要点】

1. 发病的急缓，病损为一过性的还是长期不愈，部位是否固定。

2. 发病有没有明显的病因，如接触特殊物质等。

3. 是否伴有除口腔外其他部位的损害，如皮肤、生殖器、眼部等。

4. 患者的全身状况，是否患有系统性疾病如贫血、自身免疫病、消化系统疾病等。

5. 患者饮食习惯和营养状况，有无长期素食等偏食习惯。

6. 患者用药情况，是否长期应用抗生素、免疫抑制剂或接受放疗、化疗等。

7. 是否为先天性，有无家族遗传史。

【检查要点】

1. 病损发生的部位、大小、边界、表面性质及基底情况。

2. 真菌学涂片检查或细菌、真菌培养检查有无感染证据。

3. 局部抗感染、抗炎治疗是否有效。

4. 病损按压时是否有褪色。

5. 活体组织检查有助于明确诊断。

6. 全血细胞分析、免疫学检查等有助于明确诊断。

【鉴别诊断】

1. 口腔红斑病　属于口腔潜在恶性疾患。病变呈鲜红色或红白相间，表面可有颗粒样红色或白色微小结节，边界清楚，质地柔软。按压时不褪色，局部抗感染、抗炎治疗无效。患者常无明显症状。行病损活检可明确诊断并排除癌变。

2. 急性红斑型（萎缩型）念珠菌病　多见于长期使用抗生素、

激素者及 HIV 感染者。表现为口腔黏膜上外形弥散的红斑，舌部多见，常伴有舌乳头萎缩（图 3-3-1）。患者可有口干、味觉异常、疼痛及烧灼感。

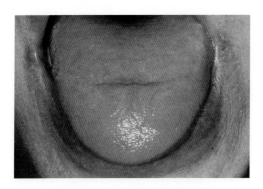

图 3-3-1　急性红斑型念珠菌病

3. 慢性红斑型（萎缩型）念珠菌病　常表现为义齿性口炎，即义齿承托区黏膜弥散性红斑，范围与义齿基托对应（图 3-3-2）。义齿组织面涂片或唾液真菌培养呈阳性，抗真菌治疗有效。

4. 接触性过敏性口炎　发生在口腔黏膜局部接触抗生素软膏、止痛剂、含漱剂、牙膏或修复材料的部位。表现为黏膜肿胀发红，甚至糜烂出血。患者常有瘙痒不适、烧灼疼痛等。去除致敏物、抗过敏治疗有效。

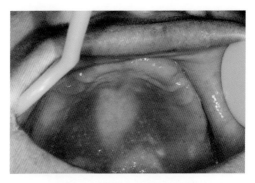

图 3-3-2　慢性红斑型念珠菌病

5. 浆细胞龈炎　牙龈出现局限性、边界清楚的红色病变，表现为鲜红、肿大，组织松软易碎，表面似半透明状、颗粒状或肉芽组织状，极容易出血（图 3-3-3）。组织病理学检查可见大量浆细胞。

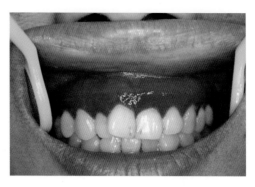

图 3-3-3　浆细胞龈炎

6. 地图舌　病损表现为舌部丝状乳头萎缩，呈剥脱状，充血发红且微凹，边缘丝状乳头增厚，形状常发生变化，位置不固定，呈游走性。

7. 扁平苔藓　萎缩型扁平苔藓常出现充血性红色斑片，可伴有糜烂，周围有白色角化网纹，病损往往左右对称（图 3-3-4）。充血糜烂病损经常发生位置和大小的变化。病损活检有助于鉴别。

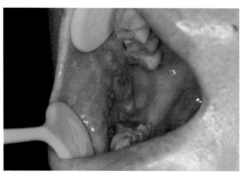

图 3-3-4　口腔扁平苔藓（充血伴糜烂）

8. **慢性盘状红斑狼疮**　黏膜病损好发于下唇唇红，呈凹陷性盘状红斑，可伴有糜烂，病损周围有白色放射状细纹。面部皮肤有蝴蝶样红斑损害。病损部位活检、血清免疫学检查有助于鉴别。

9. **贫血性口炎**　巨幼细胞贫血时，常表现为口腔黏膜发红，舌背有火红色的斑片，伴舌乳头萎缩，舌灼痛明显（图 3-3-5）。可出现糜烂和浅溃疡，或继发真菌感染。患者有进食新鲜蔬菜、肉类较少的饮食情况。全血细胞分析及血清叶酸、维生素 B_{12} 检测有助于诊断。

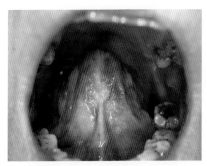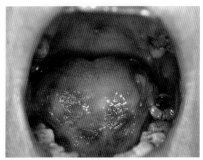

图 3-3-5　贫血性口炎

10. **特发性血小板减少性紫癜**　口腔黏膜特别是唇红、舌缘、腭、口底和颊部出现瘀点、瘀斑、血肿。全血细胞分析检查可见血小板减少。

（周培茹）

第四节　口腔黏膜白色损害

口腔黏膜白色损害可由上皮过度角化、棘层增厚、上皮细胞内或细胞间液体潴留等多种原因导致。真菌等微生物感染也可以导致白色的假膜结构，由脱落的上皮细胞、真菌菌丝、白细胞等组成，较牢固地黏附在口腔黏膜表面形成白色外观。

【病史要点】

了解病程的急缓及伴随症状，是否有局部刺激因素，以及患者是否有吸烟、饮酒、咀嚼槟榔等不良习惯。

【检查要点】

1. 病损分布的范围、所在部位、大小、质地，牵拉黏膜白色能否变浅，病损能否擦去，是否伴有充血、糜烂、增生等。

2. 是否伴有皮肤及生殖器部位损害。

3. 有无残根、残冠、不良充填体、不良修复体等局部刺激因素。

4. 多数白色损害需要活体组织检查明确诊断。

5. 甲苯胺蓝染色、VELscope自体荧光检查、脱落细胞检查等有助于辅助诊断。

【鉴别诊断】

1. 口腔白斑病　白色斑块，不能被擦去，质地紧密，弹性降低，边界清楚，稍高于黏膜表面（图3-4-1）。病损表面可粗糙不平，可伴有颗粒样增生或疣状突起，有时伴有糜烂或溃疡。患者多无自觉症状，部分有粗涩不适感。一般无局部刺激因素，或去除局部刺激因素后病损仍不能消退。组织病理学检查有助于明确诊断，可伴有上皮异常增生。此病为口腔潜在恶性病变。

2. 白色角化症　由于口腔黏膜长期受残根、残冠等机械刺激或

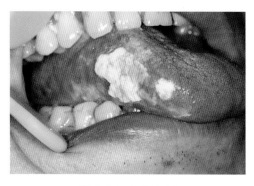

图 3-4-1　舌腹白斑

吸烟产生的烟碱等化学刺激所致。病损呈淡白色或乳白色，基底柔软，黏膜弹性无变化。一般去除刺激因素后病损会逐渐消退。组织病理学检查有助于明确诊断。一般没有癌变风险。

3. 白色水肿　多见于颊黏膜。病损表现为增厚发白，基底柔软（图 3-4-2）。牵拉黏膜后病损可以变浅或消失。组织病理学表现为上皮增厚及上皮内水肿。一般没有癌变风险。

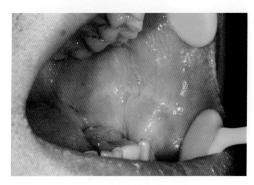

图 3-4-2　左颊白色水肿

4. 白色海绵状斑痣　常染色体显性遗传性疾病。病损表现为黏膜增厚发白，可出现水波样皱褶，柔软且有弹性。鼻腔、外阴、肛门处黏膜亦可受累。组织病理学表现为上皮增厚和角化不全，上皮细胞呈现水肿及空泡性变。一般没有癌变风险。

5. 口腔扁平苔藓　表现为灰白色丘疹，角化条纹交织成树枝状、网纹状、环形、斑块形等白色病损（图 3-4-3），可发生于口腔黏膜任何部位，多对称分布。可伴有充血、糜烂及棕褐色的色素沉着。口内可伴有进食刺激痛症状。皮肤可出现紫红色多角形扁平丘疹，累及指（趾）甲时出现甲床变薄等病损。组织病理学表现为基底细胞液化变性及固有层淋巴细胞浸润带。此病为口腔潜在恶性病变。

6. 口腔黏膜下纤维化　主要与咀嚼槟榔有关，为慢性进行性疾病。病损表现为黏膜淡白色，可扪及黏膜下纤维条索，组织弹性降

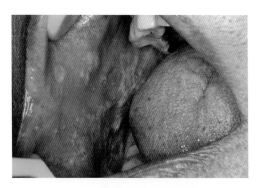

图 3-4-3   右颊网纹状扁平苔藓

低。患者可伴有黏膜灼痛、进食刺激痛、黏膜僵硬、进行性张口受限、舌体运动障碍、吞咽困难等症状。组织病理学表现为上皮下胶原纤维束状增生、玻璃样变性，亦可见上皮异常增生。此病为口腔潜在恶性病变。

7. 迷脂症   为皮脂腺在口腔黏膜下异位。表现为黏膜上略高于表面的淡黄色斑点，可呈现为斑块样（图 3-4-4）。两颊及唇部黏膜多见。无癌变风险。

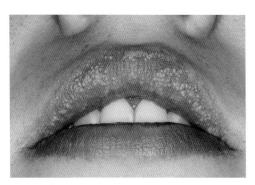

图 3-4-4   唇部迷脂症

8. 念珠菌病   假膜型念珠菌病表现为白色凝乳样病损，可擦去，基底黏膜充血发红。慢性增殖型念珠菌病可表现为白色斑块样结构，表面可有颗粒样增生，黏膜弹性降低。口角内侧三角区、腭部及舌背多见。患者可伴有口干、烧灼感等症状。口腔真菌涂片镜检可见念珠菌菌丝。组织病理学检查可见上皮内微脓肿，PAS 染色可帮助发现侵入上皮内的念珠菌菌丝。

（胡晓晟）

第五节　口腔黏膜色素沉着性疾病

正常口腔黏膜为粉红色，但在内源性或外源性因素的影响下，黏膜颜色可发生改变。

【病史分析】

1. 发病时间，病程长短，进展速度。
2. 有无自觉症状。
3. 有无伴随症状，如消化道症状等。
4. 有无诱发因素，如吸烟史、药物使用史、重金属接触史等。

【检查要点】

1. 病损发生部位、颜色、形状、大小及质地。
2. 病损周围是否存在刺激因素。
3. 是否伴随全身症状。
4. 必要时行血液检查、免疫学检查和活体组织检查等。

【鉴别诊断】

1. 内源性因素

（1）生理性色素沉着：为弥漫或多发的口腔黏膜色素沉着，多见于牙龈，也见于颊黏膜、腭部和唇部。多为孩童时发现，成年之后较少扩展。为生理性现象，黑人、亚洲人多见。

（2）黏膜黑斑：为孤立或散在的黑色或棕褐色斑块，多见于下唇及牙龈，直径＜1 cm，边缘整齐，质地均匀，圆形或不规则形态，不高于黏膜表面。常见于成年人，女性多发。无须特殊处理。

（3）色素痣：多见于头面颈部皮肤，偶尔见于口腔黏膜，可发生于腭、附着龈、颊和唇部，直径＜1 cm，稍高于黏膜表面，为褐色、深棕色或棕黑色，以交界痣和混合痣多见。

（4）血红素/含铁血黄素沉积：在创伤或某些疾病（如紫癜、血管炎、血色素沉着病等）影响下，红细胞外渗和（或）裂解造成血红蛋白或含铁血黄素在黏膜下聚集，造成黏膜出现红色、蓝色或棕色外观。

（5）胆红素沉积：由肝胆疾病造成胆红素储留在血液中，其在黏膜下聚集时形成黄色外观，多见于软硬腭交界处和颊黏膜。

（6）黑棘皮病：早期皮肤干燥粗糙，有灰褐色、棕褐色或黑色色素沉着；后期表皮逐渐增厚，出现乳头瘤样皮肤皱起和疣状增生。常见于皮肤易受摩擦的部位，如颈部、腋窝、乳头、腹股沟等处。口腔黏膜受累时，多出现乳头瘤样增生或疣状增生，可伴有不同程度的弥漫性色素沉着，唇、颊、舌背、腭部、咽部可受累。良性黑棘皮病常见于新生儿和幼儿，与胰岛素抵抗型糖尿病有关。许多恶性肿瘤可诱发黑棘皮病，多数为腺癌，一般来源于胃肠道、胆道、食管、肾、膀胱、支气管、纵隔和甲状腺，以胃癌最多见。

（7）恶性黑色素瘤：是口颌面部的高度恶性肿瘤，可发生于皮肤和黏膜。黏膜部位较多见，好发于腭、牙龈和颊部，多数呈蓝黑色和暗黑色。早期为色素痣或黏膜黑斑，恶变时迅速增大、增殖，色素加深呈放射状，易破溃出血，周围常出现卫星结节。

（8）色素沉着息肉综合征：简称黑斑息肉综合征，特征表现为口腔黏膜及口周皮肤色素沉着斑，伴肠道多发性息肉，常有家族聚集性。口腔病损以唇颊部黏膜及口周皮肤多见，也可见于舌腭部黏膜。本病色素斑与黏膜黑斑相似，呈黑色、棕黑色、褐色或蓝黑色，圆形或椭圆形，边界清，散在分布，不高于黏膜表面，质地软。口腔病损一般无须处理，消化道病损需积极治疗并密切随访。

（9）原发性慢性肾上腺皮质功能减退症：又称为艾迪生病。黏膜和皮肤有多发、散在的色素沉着，为褐色、黑褐色或青铜色，在暴露部位和易受摩擦部位多见，一般进展缓慢。正常色素较深的部位（如乳头、乳晕、腋下、外生殖器和肛周等处）色素沉着更明显。口腔黏膜的色素沉着发生较早，有时是此病的首发表现，常见于唇红、颊、附着龈、舌缘和舌尖等部位，表现为暗棕色或蓝黑色的斑点、斑纹或斑片。患者可伴有虚弱、乏力、情绪低落、食欲减退等全身症状，严重时可出现晕厥、休克。

2. 外源性因素

（1）重金属色素沉着：是由重金属全身性吸收导致的口腔黏膜的颜色改变，常见于职业暴露人群或生活环境中有重金属超标的人群。砷、铅、汞、铋、金、银最常见，可在牙龈（主要是游离龈）边缘形成蓝黑色或蓝灰色色素沉着带，依据致病重金属不同称为铅线、铋线、汞线等。严重时也可在唇、舌、颊黏膜形成色素斑，并伴有口腔黏膜炎症。

（2）银汞文身：牙科用的银汞合金成分进入黏膜内形成色素沉着，多见于银汞充填体附近的口腔黏膜，以颊黏膜和牙龈多见。若使用银汞材料行根尖部位倒充填，病损也会出现在根尖区域黏膜。表现为小而清晰的蓝黑色、蓝灰色色素沉着斑。

（3）烟草及药物引起的色素沉着：为烟草的代谢产物诱发黑色素合成导致的口腔广泛的色素沉着，多见于上颌前庭、下颌牙龈、颊、舌侧缘、腭部、口底等黏膜。表现为棕色、不规则斑片，有时可呈地图样改变。药物的代谢产物或复合物可引起色素沉着，抗疟药、地西泮、硝基咪唑、避孕药等多见，常发生在硬腭黏膜。病损为与黏膜平齐的色素斑片，不伴有增生或水肿，去除烟草和药物刺激后病损可消退。

（李春蕾）

第六节　口腔黏膜假膜性损害

假膜（又称伪膜）是黏膜炎症时大量纤维蛋白原渗出，加上白细胞、坏死脱落的上皮细胞以及微生物等形成的一种灰白色膜状物。与角化型白色病变相比，假膜不是组织本身，故可擦掉，遗留易出血的裸露面。

【病史要点】

了解发病的急缓，以及是否伴随有全身症状。

【检查要点】

1. 病损分布的范围、所在部位、大小，假膜的厚薄，以及是否有其他类型病损存在。

2. 患者的全身状况。

3. 是否伴有皮肤损害。

4. 涂片或培养有助于明确感染源。

【鉴别诊断】

1. 创伤性溃疡　溃疡底部有黄白色假膜，溃疡形态与刺激物吻合，去除刺激后病变减轻。

2. 化脓性肉芽肿　由多次机械性损伤和表浅性感染所致。表面有白色坏死物，用棉签或压舌板易于将其除去。

3. 化学性烧伤　有腐蚀剂或化妆品接触史，或为口腔治疗药物接触黏膜所致。轻者黏膜仅有炎症，重者局部组织坏死脱落，表面为灰白色假膜。

4. 急性坏死性牙龈炎　边缘龈与牙间乳头发生溃疡、坏死，表面覆盖灰白色假膜，重者破坏牙槽嵴。患者自觉症状、全身反应明显。

5. 假膜型念珠菌病　充血发红黏膜的表面有凝乳状白色假膜，呈斑点、斑片状，基底为易出血的创面。实验室涂片检查可见菌丝和孢子，唾液培养可发现白念珠菌。

6. 球菌性口炎　起病急，病程短，黏膜溃疡、糜烂，上覆致密灰白膜，周围黏膜充血水肿明显。可有不同程度的全身反应。涂片可见大量的球菌。

7. 多形红斑　口腔黏膜有大片的糜烂面，有较厚的灰白膜，可伴有皮损。

8. 糜烂型扁平苔藓　糜烂面表面有假膜，周围可见白色丘疹以及网纹、斑块状病损。可有皮损。

（刘　洋）

第七节 舌痛症

舌痛是多种病因引起的一种症状。

【病史分析】

1. 病程长短，起病快慢，有无诱发因素，伴随症状特点。

2. 疼痛程度、性质、部位、是否放射、持续及间隔时间、有无扳机点。

3. 营养状态，消化功能，有无糖尿病或其他疾病。

4. 年龄、女性月经情况、情绪状态。

5. 有无不良习惯。

【检查要点】

1. 与疼痛对应部位有无刺激源。

2. 舌黏膜充血、水肿、糜烂、溃疡情况，舌乳头充血、水肿、萎缩情况。

3. 舌体质地、活动度，有无肿物增生。

4. 有无扳机点。

5. 实验室检查 检测血红蛋白、维生素 B_{12}、叶酸，以及微生物培养鉴定，必要时行活体组织检查。

【鉴别诊断】

1. 局部刺激所致舌痛 疼痛部位局限，有程度不同的充血区，疼痛附近能找到刺激源，去除刺激后疼痛消失。

（1）物理因素：牙石、残根、残冠、不良修复体、放射线、锐牙、伸舌自检、吮吸动作。

（2）化学因素：药物、牙膏、辛辣食物。

2. 感染所致舌痛 感染部位充血、水肿、疼痛。炎症仅局限于舌乳头时，被感染的丝状乳头或菌状乳头充血水肿或萎缩。叶状乳头发炎时舌根部疼痛，可伴有咽喉部炎症。

（1）病毒感染：发病急，多有感冒等前驱症状，黏膜充血，可伴有粟粒大小的疱、溃疡或其他相应症状，如手足疱疹、沿神经分布的皮肤疱疹、牙龈红肿等。

（2）细菌感染：发病急，多伴上呼吸道感染症状，黏膜充血、糜烂，有纤维素样渗出。

（3）真菌感染：弥散性充血，黏膜萎缩，伴口干。涂片检查或培养检查有阳性结果。

3. 神经因素所致舌痛

（1）三叉神经痛、舌咽神经痛：疼痛单侧发生，有扳机点，刀剜针刺样剧烈，疼痛持续数秒或几分钟，有放射。

（2）帕金森综合征：肢体震颤，伸舌震颤。

4. 肿瘤所致舌痛　肿瘤压迫神经出现疼痛或肿瘤破溃引起疼痛，根据肿物增生、质地、浸润情况及病理检查可诊断。

5. 营养障碍所致舌痛

（1）维生素缺乏：舌乳头萎缩，舌黏膜充血，口角炎，严重者伴结膜炎、阴囊炎。

（2）贫血性舌炎：牙龈和唇颊苍白，舌乳头萎缩，外观如镜面，区域性或全舌黏膜充血、灼热，严重时伴匙状指、吞咽困难。

6. 内分泌功能紊乱所致舌痛　好发年龄 40 岁以上，女性多见。舌灼热、麻痛，伴口干。客观检查无阳性体征。

7. 精神心理因素所致舌痛　疼痛呈游走性，有时有刺痒、蚁走等奇异感觉，伴失眠、焦虑。客观检查无阳性体征。

8. Costen 综合征所致舌痛　髁突向后上移位，舌后部疼痛，伴耳鸣、耳内钝痛、耳前部压痛以及咽痛。

9. 代谢功能障碍所致舌痛　糖尿病患者舌肿、刺痛，舌色深红，有浅裂，中心性舌乳头萎缩，菌状乳头肥大。血脂高亦可引起舌痛。

10. 其他因素所致舌痛　慢性肝炎、慢性酒精中毒、胃酸过多、硬皮病、舌淀粉样变均可引起舌痛，由病史及临床表现鉴别诊断。

（刘　洋）

第八节　舌乳头萎缩症

丝状乳头、菌状乳头由于不同原因发生萎缩，严重时舌面光滑如镜。舌乳头萎缩症不是一个独立的疾病，是多种疾病在口腔的表现。

【病史分析】

1. 有无贫血、消化功能紊乱、偏食或营养得不到充分供给。

2. 微生物感染史。

3. 病损是否呈游走性。

4. 是否长期服用抗生素、激素。

【检查要点】

1. 有无其他病损伴随，如溃疡、角化、皮疹、沟纹。

2. 乳头萎缩程度、面积、位置，黏膜色泽。

3. 实验室检查　血红蛋白水平、维生素水平、微生物鉴定、组织病理学检查。

【鉴别诊断】

1. 维生素 B_2 缺乏　早期丝状乳头轻度萎缩，菌状乳头水肿呈"草莓舌"，继而全乳头萎缩呈"镜面舌"。可伴阴囊炎、球结膜炎。

2. 烟酸缺乏　舌红，舌乳头萎缩，典型症状伴腹泻、皮炎、痴呆。

3. 维生素 B_{12} 缺乏　舌呈火红色，黏膜萎缩发亮，疼痛明显。实验室检查有维生素 B_{12} 或叶酸缺乏。

4. 缺铁性贫血　唇龈苍白，舌乳头萎缩，可有小溃疡。严重者伴吞咽困难和匙状指甲。

5. 急性萎缩型念珠菌病　长期服用抗生素或激素，舌乳头萎缩，口腔黏膜弥散性充血，伴口干。

6. 慢性萎缩型念珠菌病　多有义齿伴口干，义齿承托区黏膜鲜红，舌黏膜充血、萎缩。

7. 正中菱形舌　舌背中央人字沟前方有宽 1～3 cm 的菱形乳头萎缩区。

8. 萎缩型扁平苔藓　萎缩病损周围可有丘疹以及网状、斑块状白色角化纹，萎缩区内可有糜烂，口腔其他部位黏膜亦可有白色角化纹。

（刘　洋）

第九节　口腔黏膜疱性疾病

多种因素可引起口腔黏膜出现疱性损害，根据疱内容物分为水疱、血疱、脓疱。根据表现可以分为大疱类疾病和疱疹类疾病。疱破后局部留有糜烂病损。

【病史分析】

1. 创伤、服药史，出疱前全身症状。
2. 病程长短、发病急缓。
3. 有无皮肤损害。

【检查要点】

1. 有无与病损相对应的创伤因素。
2. 疱的大小、多少、部位，疱壁厚薄，有无周缘扩展现象。
3. 皮损特点（丘疹、靶形、多形）。
4. 是否伴身体其他器官损害，如眼、外生殖器等。

【鉴别诊断】

1. 物理创伤

（1）机械因素：咬伤、进食硬脆食物后出疱，疱内有血，多发于双颊和软腭后部，破溃后形成规则糜烂面。

（2）烫伤因素：进食过热食物后黏膜出现水疱，疼痛明显。

2. 病毒感染　发疱前有发热、劳累等前驱症状，发病急，疱疹粟粒大小、成簇分布，基底充血。

（1）疱疹性龈口炎：疱破后形成小溃疡，伴牙龈红肿。成人多表现为唇及唇周皮肤的疱疹。

（2）疱疹性咽峡炎：疱集中于咽后壁。

（3）带状疱疹：病损局限于口腔一侧，沿三叉神经分布区呈带状排列，可累及面部和眼睑。

（4）手足口病：伴手足皮肤疱疹。

3. 变态反应性疾病

（1）药疹：有明确的用药史，用药后 24～48 小时发病，疱大小不等，外阴可有疱。固定部位反复出现的称为固定药疹。

（2）多形红斑：发病急，黏膜充血明显，大疱破后形成大片糜烂面，渗出多，有假膜覆盖，唇红可出现血痂，典型皮损为靶形红斑。可反复发作，有自限性。

4. 自身免疫性疾病

（1）天疱疮：起病缓慢，病程长，口腔内薄壁水疱，疱破后露出大于水疱面积的鲜红糜烂面，边缘扩展，尼氏征阳性。脱落细胞吉姆萨染色可见天疱疮细胞；病理检查示上皮内疱，棘层松解；直接和间接免疫荧光检查均可检出细胞间抗体，ELISA 检测可见血清中 Dsg1 和 Dsg3 水平升高。

（2）黏膜类天疱疮：起病缓慢，疱不易破，无边缘扩展，皮肤尼氏征阴性，牙龈好发，有时伴眼结膜炎，可累及咽、食管、气管、外阴黏膜。病理检查可见上皮下疱。直接和间接免疫荧光检查均可检出抗基底膜抗体。部分患者 ELISA 检测可见血清中 bp180 水平升高。

5. 斑纹类疾病

（1）水疱型扁平苔藓：上皮与下方的结缔组织分离，导致水疱形成。疱透明或半透明，周围有斑纹或丘疹，疱破后形成糜烂面，多发于颊、唇、前庭沟及翼下颌韧带等处。

（2）扁平苔藓样类天疱疮：临床表现、组织病理学、免疫荧光等检查中表现为典型的扁平苔藓和大疱性类天疱疮的特征。黏膜表现为紧张性大疱，同时伴有网状细小白色条纹损害。

（刘　洋）

第四章

常用诊断技术

第一节　口腔黏膜活体组织检查

口腔黏膜活体组织检查是使用外科手术刀或者取检器械，将口腔内的可疑病变组织以及部分正常组织取下，行常规组织病理学检查或者免疫组织化学检查的方法。可分为切除活检术和切取活检术两种。切除活检术（excisional biopsy）是将病损组织完整切除，并将取下的组织送检行组织病理学检查，一般用于面积较小、可一次性切除的病损。切取活检术（incisional biopsy）是指选择病损有代表性的部位取下组织样本，以行病理学检查的方法。常用的方法为手术法（用手术刀进行），有时也可以采用钳取法（punch biopsy）、电刀法或激光等方法。

【适应证】

1. 口腔潜在恶性疾患，如口腔白斑病、口腔红斑病、扁平苔藓等有潜在恶变风险的疾病。

2. 怀疑癌变的口腔病损，如可能癌变的溃疡、增生病损。

3. 需通过病理检查对疾病进行诊断或鉴别诊断，如口腔白斑病和扁平苔藓的鉴别诊断、天疱疮和类天疱疮的诊断与鉴别诊断等。

【禁忌证】

1. 患有严重的未控制的全身性疾病、不适合进行有创伤性操作的患者，如患有严重的心脑血管疾病、严重的肾病、肝功能损害、免疫缺陷疾病、出血性疾病、凝血障碍疾病、严重的精神类疾病、感染性疾病以及处于传染病活动期等。

2. 血管性疾病、恶性黑色素瘤等不建议行活体组织检查的疾病。

3. 特殊部位难以止血或易损伤重要的解剖结构，需谨慎评估活检风险。

4. 服用抗凝药物等导致凝血功能障碍的患者。

5. 使用双磷酸盐或放疗后的患者伤口若暴露骨面可能导致骨坏死，活体组织检查若需到达骨面，应小心进行。

6. 不同意进行活体组织检查的患者。

【方法】

以手术取活检为例介绍活检术步骤。

1. 术前准备

（1）核对患者身份，向患者交代手术的目的、过程、注意事项、可能的术后反应及并发症、费用等，签署书面知情同意书。

（2）排除活体组织检查术相应的禁忌证，进行术前评估。

（3）确认拟手术的部位，选择相应的手术方法。

2. 麻醉　采用局部浸润麻醉或神经阻滞麻醉方法进行麻醉。局部浸润麻醉时，尽量将麻药注射至拟切取部位的深部或周围，需避免将麻药直接注射至目标病损部位。

3. 切取标本

（1）设计切口：一般为梭形切口，须有足够的长度和宽度，最好包含正常黏膜、病损边界和有代表性的病损部位。需避开大血管、神经、重要的解剖结构等，避免损伤。

（2）切取标本：可用齿镊或缝线固定目标标本，用手术刀将标本取下。整个过程需要轻柔，不能用力钳夹标本。取下的组织需有一定的深度。对于黏膜病的诊断来说，至少要到黏膜下层，有时需到肌层。术中应用吸引器或纱布止血，若使用吸引器，应避免将标本误吸入吸引器中。术中应注意无菌操作。

（3）关闭创口：疏松组织处可对位缝合关闭伤口。对于牙龈、硬腭等病损，可采用直接压迫止血或碘仿纱条填塞等方法，牙龈病损还可使用牙周塞治剂覆盖创面。

4. 固定及送检标本　一般将取下的标本置于 10% 的中性甲醛（福尔马林）溶液中固定，溶液的体积需为标本体积的 20 倍以上。

若需做冰冻切片或直接免疫荧光检查，则需将新鲜的组织标本冰冻。盛放标本的容器需标记好患者基本信息、手术部位等。

5. 医嘱　向患者交代注意事项。

【并发症及其处理要点】

1. 出血　对于术中或术后的出血，可采用压迫止血、缝合、结扎血管等方法处理。

2. 疼痛　若术后出现不能忍受的疼痛，可局部涂抹含表面麻醉药的外用药物，或口服止痛药物治疗。

3. 术后感染　若患者出现术后感染，需行抗感染治疗。

4. 术后肿胀　一般可自行消退。若肿胀严重，可在24小时内冷敷。

【注意事项】

1. 术前评估，排除有活体组织检查术禁忌证的患者。

2. 手术过程中应有爱伤观念，避免患者术中疼痛，手术操作轻柔，在不影响病理检查结果的前提下尽量缩小手术创口。

3. 手术过程中应避免损伤大血管、神经、重要的解剖结构等，避免造成患者功能障碍。

参考文献

[1] Oliver RJ, Sloan P, Pemberton MN. Oral biopsies: methods and applications. British Dental Journal, 2004, 196: 329-333.

[2] Avon SL, Klieb HB. Oral soft-tissue biopsy: an overview. J Can Dent Assoc, 2012, 78: c75.

（胡晓晟）

第二节　口腔真菌涂片镜检

口腔真菌涂片镜检技术是将口腔黏膜或义齿上采集的样本进行涂片镜检，为口腔真菌感染提供诊断依据的技术。

【典型表现】

典型表现见图 4-2-1。

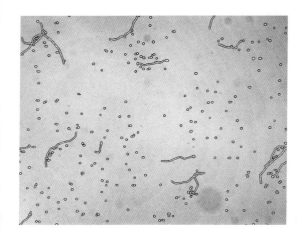

图 4-2-1　显微镜下的念珠菌孢子和菌丝

【适应证】

可疑口腔真菌感染者。

【禁忌证】

禁忌于糜烂的口腔黏膜表面刮取样本。

【方法】

1. 样本采集　用竹制刮片刮取病损区或义齿组织面脱落细胞涂在清洁的玻片上。

2. 涂片制备　加 1 滴 10% KOH 溶液或 10% NaOH 溶液，盖上盖玻片，轻压使之密合，用棉棒吸去周围多余液体，在酒精灯上轻微加热溶解角质，或在涂片区域滴加荧光素。

3. 观察　在低倍镜或高倍镜下直接找孢子或菌丝。10% KOH处理后，镜下可见孢子呈圆形或者椭圆形，具有一定的折光性；菌丝可一端插入细胞团中，也可游离存在，呈细丝状，有一定的折光性。若发现折光性强的菌丝或孢子，判读为阳性，否则判读为阴性。荧光染色后可见荧光素着染的孢子和菌丝。

【并发症及其处理要点】

一般无明显不适症状，无须特殊处理。

【注意事项】

1. 注意取材部位　口腔黏膜取材时注意挑选典型病损部位，必要时多部位取材。

2. 注意火焰加热时轻微加热即可，不应加热至沸腾。

3. 如果临床表现不典型，在涂片检查的基础上，最好再加做念珠菌培养进行综合诊断。

参考文献

［1］吕欣，赵琛，闫志敏，等. 三种快速检测法用于口腔念珠菌病诊断的准确性研究. 中华口腔医学杂志，2016，51（10）：610-615.

［2］Marty M, Bourrat E, Vaysse F, et al. Direct microscopy: a useful tool to diagnose oral candidiasis in children and adolescents. Mycopathologia, 2015, 180 (5-6): 373-377.

（周培茹）

第三节　口腔真菌唾液培养检查

口腔真菌唾液培养检查是将采集的唾液标本接种于培养基上进行培养，通过测定唾液中念珠菌的有无及数量多少来判定感染或带菌状态的方法。口腔真菌唾液培养检查还可进行念珠菌菌种的鉴定，为抗真菌药物的选择提供依据。

【典型表现】

典型表现见图 4-3-1 和图 4-3-2。

【适应证】

1. 可疑口腔念珠菌感染者。

2. 需进行菌种鉴定提供用药指导者。

【禁忌证】

唾液量少而无法收集足够标本者。

【方法】

1. 标本采集　收集患者唾液 1～2 ml 于消毒容器中。

2. 定量接种　震荡混匀后，吸取 1 ml 唾液接种于沙氏培养基（SDA）平皿上。

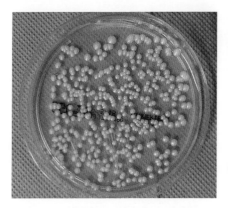

图 4-3-1　口腔念珠菌病患者唾液接种于
沙氏培养基上的生长情况

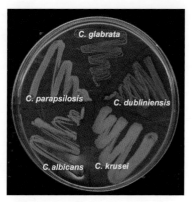

图 4-3-2　不同种念珠菌在科马嘉
培养基上的显色情况

C. albicans，白念珠菌；*C. krusei*，克柔念珠菌；*C. dubliniensis*，都柏林念珠菌；*C. glabrata*，光滑念珠菌；*C. parapsilosis*，近平滑念珠菌。

3. 唾液培养　将平皿置于37℃空气孵箱中，孵育48小时。

4. 菌量计数　计数每毫升唾液形成的念珠菌菌落数。

5. 菌种鉴定　选取大小、形态不同的菌落各1个，转种于科马嘉培养基（CHROMagar）平皿上，将平皿置于37℃空气孵箱中，孵育48小时后进行菌种鉴定。

6. 鉴定结果判读　白念珠菌、热带念珠菌、克柔念珠菌、光滑念珠菌分别显示为翠绿色菌落、蓝灰色菌落、粉红色边缘模糊有微毛的菌落以及紫红色菌落，其他念珠菌显示为乳白色至深粉色菌落。

【并发症及其处理要点】

少数患者会有刺激不适感，一般无须特殊处理。

【注意事项】

注意严格无菌操作，避免污染。

参考文献

［1］Horvath LL, Hospenthal DR, Murray CK, et al. Direct isolation of Candida spp. from blood cultures on the chromogenic medium CHROMagar Candida. Journal of Clinical Microbiology, 2003, 41(6): 2629-2632.

［2］Zhou PR, Hua H, Liu XS. Quantity of Candida colonies in saliva: a diagnostic evaluation for oral candidiasis. The Chinese Journal of Dental Research, 2017, 20(1): 27-32.

（周培茹）

第四节　脱落细胞检查

口腔黏膜脱落细胞检查是通过采集口腔黏膜脱落细胞，经染色后用显微镜观察其形态，协助诊断口腔黏膜疾病的技术。

【典型表现】

典型表现见图 4-4-1。

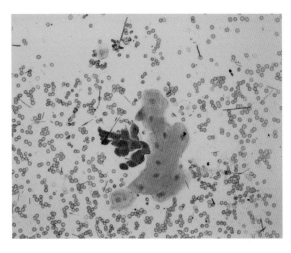

图 4-4-1　天疱疮患者脱落细胞涂片吉姆萨染色镜下表现

【适应证】

1. 自身免疫大疱性疾病，主要怀疑天疱疮时。

2. 病毒感染性疾病，如疱疹性龈口炎等。

3. 口腔白斑病、口腔红斑病、扁平苔藓等口腔黏膜潜在恶性疾患。

【禁忌证】

各种原因导致的凝血功能障碍，致口腔黏膜易大量出血或不易止血者。

【方法】

1. 准备工作 嘱患者清水漱口。

2. 表面麻醉 将利多卡因凝胶敷在取样部位，作用5分钟。

3. 取样 用木质压舌板刮患处，适当用力，将刮取物均匀涂于玻片上。

4. 固定 玻片放于95%乙醇中固定20分钟，空气中干燥。

5. 染色 巴氏染色（病毒感染性疾病及口腔白斑、口腔红斑、扁平苔藓等口腔黏膜潜在恶性疾患）或吉姆萨染色（疱性疾病）后观察。

6. 结果判读

（1）天疱疮：吉姆萨染色后，可见松解的棘细胞，细胞肿胀呈圆形，核染色深，常有胞质晕环绕在核周围，游离为单个或数个成团的细胞，也称为天疱疮细胞。或免疫荧光染色后，观察到细胞周围有荧光环。

（2）病毒感染性疾病：巴氏染色后可见被病毒损伤的细胞如气球状变形、水肿的细胞，以及多核巨细胞、核内包涵体等。

（3）口腔白斑病、口腔红斑病、扁平苔藓等口腔黏膜潜在恶性疾患：巴氏染色后，可根据细胞大小、形态、核质比、细胞核数目等判断有无异型性细胞或早期癌变的脱落细胞。癌细胞的特点是细胞核增大1~5倍，核浆比例增加，核浓染，细胞有异型性，胞质空泡形成，核膜模糊等。

【并发症及其处理要点】

取材部位可能出现溃烂、疼痛，可给予局部消炎、止痛、促进愈合的药物。

【注意事项】

1. 操作者应动作轻柔，尽量减少因检查造成的不必要的过大创面。

2. 脱落细胞检查仅反映黏膜表层的变化，灵敏度有限，且易受到取材部位、操作手法、观察者经验等因素的影响，因此仅作为辅助检查，必要时应结合组织病理学检查判断，避免漏诊和误诊。

参考文献

［1］Mokhtari M, Rasolmali R, Kumar PV. Pemphigus vulgaris of skin：cytological findings and pitfalls. Acta Cytologica, 2012, 56(3): 310-314.

［2］Hashemipour MA, Aghababaie M, Mirshekari TR, et al. Exfoliative cytology of oral mucosa among smokers，opium addicts and non-smokers：a cytomorphometric study. Archives of Iranian Medicine，2013, 16(12): 725.

［3］Scheifele C, Schmidt-Westhausen AM, Dietrich T, et al. The sensitivity and specificity of the OralCDx technique：evaluation of 103 cases. Oral Oncology, 2004, 40(8): 824-828.

［4］Balasubramaniam R, Kuperstein AS, Stoopler ET. Update on oral herpes virus infections. Dental Clinics of North America，2014, 58(2): 265-280.

（周培茹）

第五节　直接免疫荧光检查

直接免疫荧光检查是根据抗原-抗体反应具有高度特异性，将荧光素与抗体连接成荧光抗体，再与待检标本中的抗原反应，通过荧光显微镜对标本中的抗原进行鉴定和定位的检查技术，对于辅助诊断与自身免疫相关的口腔黏膜病有重要意义。有研究表明，直接免疫荧光检查由阳性转为阴性亦为疾病好转或治愈的指标。

【典型表现】

典型表现见图4-5-1。

【适应证】

1. 口腔黏膜大疱类疾病，包括天疱疮、类天疱疮、类天疱疮样扁平苔藓、副肿瘤性天疱疮、线状 IgA 病等。

2. 口腔黏膜斑纹类疾病，包括扁平苔藓、盘状红斑狼疮等。

【禁忌证】

1. 麻醉药物过敏患者。

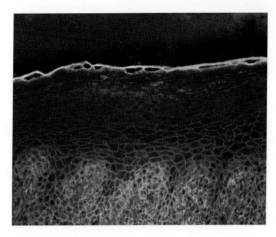

图 4-5-1　天疱疮患者直接免疫荧光检查镜下表现

2. 糖尿病且血糖控制不佳者。

3. 凝血功能障碍者。

4. 张口严重受限或患有精神类疾病不能配合者。

【方法】

1. 从病损及周围黏膜处切取活检标本。

2. 用 OCT 包埋，−20℃冰冻切片，厚度 4 ~ 6 μm，丙酮固定干燥 1 分钟。

3. 滴加 FITC 标记的羊抗人 IgG、IgA、IgM 和 C3 抗体，37℃温箱孵育 30 分钟。

4. 磷酸盐缓冲液冲洗 2 次，每次 2 分钟；蒸馏水冲洗 2 次，每次 2 分钟。

5. 缓冲甘油封片，荧光显微镜下观察结果并采集图片。

【并发症及其处理要点】

同口腔黏膜活体组织检查。

【注意事项】

1. 活检标本应包含上皮组织。对于大疱类疾病，尽可能切取患者早期水疱及周围正常黏膜，注意保护上皮。

2. 应按照操作步骤进行，避免产生假阳性和假阴性结果。

参考文献

［1］Diercks GF, Pas HH, Jonkman MF. Immunofluorescence of autoimmune bullous diseases. Surgical Pathology Clinics, 2017: S1875918117300247.

［2］Kershenovich RR, Hodak E, Mimouni D. Diagnosis and classification of pemphigus and bullous pemphigoid. Autoimmunity Reviews, 2014, 13(4-5): 477-481.

［3］Aoki V, sousa JX, Fukumori LMI, et al. Direct and indirect immunofluorescence. Anais Brasileiros De Dermatologia，2010, 85(4): 490-500.

［4］Balighi K, Taheri A, Mansoori P, et al. Value of direct immunofluorescence in predicting remission in pemphigus vulgaris. International Journal of Dermatology，2010, 45(11): 1308-1311.

［5］Giurdanella F，Diercks GFH, Jonkman MF, et al. Laboratory diagnosis of pemphigus: direct immunofluorescence remains the gold standard. British Journal of Dermatology, 2016, 175(1): 185-186.

（周培茹）

第六节　唾液流量测定

唾液流量测定是定量测定一定时间内唾液腺的分泌功能，以帮助判断患者是否有唾液腺分泌功能异常，并判断其严重程度的方法。常用唾液流率测定方法有静态唾液总流率、刺激性唾液流率、单个腺体唾液流率以及小唾液腺唾液流率测定。

【适应证】

1. 主诉唾液减少或增多的患者。

2. 协助诊断干燥综合征或流涎症等。

【禁忌证】

不能配合唾液收集过程的患者。

【方法】

1. 静态唾液总流率测定　反映唾液腺基础分泌状况。方法如下：

（1）测定前至少2小时禁食、禁水。

（2）嘱患者静坐，弯腰低头，双肘可置于膝盖处。开始测定前将口内唾液吞咽。

（3）嘱患者微张口，用洁净容器收集下唇处流出的唾液，收集过程中不要吞咽。

（4）收集10～15分钟。测量结束时将口内所有唾液吐到容器中。

（5）测量唾液的体积（可采用带刻度的试管等）。

（6）若唾液量少于 0.1 ml/min 则判读为唾液量减少。

2. 刺激性唾液流率测定　测定唾液腺在刺激状态下的分泌情况，一般认为可反映唾液腺的储备功能。方法如下：

（1）咀嚼石蜡或牙胶法

1）嘱患者静坐，弯腰低头，双肘可置于膝盖处。开始测定前将口内唾液吞咽。

2）给予患者医用石蜡或无味道的口香糖牙胶，嘱患者咀嚼，每分钟 70 次左右。

3）每分钟收集唾液于洁净的容器中，整个过程不能吞咽唾液。

4）嘱患者继续保持咀嚼。可丢弃前 2 分钟唾液。

5）重复咀嚼及收集过程，收集 3 分钟的唾液。

6）最后将口内唾液及石蜡或牙胶全部收集到指定容器中。

7）取出石蜡或牙胶，测量唾液的体积。

8）若唾液量少于 0.5 ml/min，则判读为刺激性唾液流率减少。

（2）酸刺激法

1）嘱患者静坐，开始测定前将口内唾液吞咽。

2）用棉签蘸取 2% 柠檬酸溶液在患者舌侧缘涂擦，将产生的唾液收集到指定容器中。

3）每隔 30 秒重复上一个步骤。

4）共收集 5 分钟刺激性唾液。

5）测量唾液的体积。

6）若唾液量少于 0.5 ml/min，则判读为刺激性唾液流量减少。

3. 单个唾液腺或小唾液腺唾液流率测定

（1）腮腺唾液流率测定：需要特殊的装置收集唾液，一般选用吸盘或导管装置（Lashley 或 Carlson–Crittenden 杯）。可测定静态唾液流率和刺激性唾液流率。

（2）下颌下腺与舌下腺唾液流率测定：需要特殊的装置收集唾液，一般选用导管装置（Wharton 管）。可测定静态唾液流率和刺激性唾液流率。

（3）小唾液腺唾液流率测定：可将滤纸片贴敷在目标测定的小唾液腺区域，唾液流率用 $\mu l/(min \cdot cm^2)$ 表示。

【并发症及其处理要点】

测定过程中口内若有辅助装置或物品，要注意避免误吞和误吸。

【注意事项】

1. 收集唾液过程中，嘱患者不要吞咽口水，防止测定结果不准确。
2. 防止患者误吞和误吸。
3. 收集唾液过程中需将患者安置于稳定的座椅上，防止患者摔倒。

参考文献

［1］Villa A, Connell CL, Abati S. Diagnosis and management of xerostomia and hyposalivation. Therapeutics and Clinical Risk Management，2015, 11: 45-51.

［2］Navazesh M, Kumar SK. Measuring salivary flow: challenges and opportunities. J Am Dent Assoc, 2008, 139(5 suppl): 35S-40S.

（胡晓晟）

第七节　甲苯胺蓝染色

甲苯胺蓝（toluidine blue）为一种嗜酸性噻嗪染料，与 DNA、RNA 有强亲和力，可作为核染色剂。癌变或异常增生的组织核酸复制活跃，可被甲苯胺蓝染色为蓝紫色。此方法对于初步判断病损性质及指导活检部位有提示意义。

【典型表现】

典型表现见图 4-7-1。

【适应证】

1. 口腔潜在恶性病变，如口腔白斑病、口腔红斑病、扁平苔藓等潜在恶性病患。

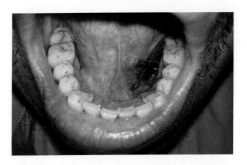

图 4-7-1 口底增生病损甲苯胺蓝染色阳性

2. 怀疑癌变的口腔病损，如长期不愈或有癌变风险的溃疡、增生病损。

【禁忌证】

无明确禁忌证。

【方法】

1. 嘱患者清水漱口。

2. 用棉球或棉签蘸取 1% 醋酸溶液擦拭目标病损表面。

3. 清水漱口后，用干棉球或棉签擦干目标病损部位。

4. 用棉球或棉签蘸取 1% 甲苯胺蓝溶液在病损处染色，需有适当力度，保持 1 分钟以上。

5. 再次清水漱口，去除过多染料。

6. 用棉球或棉签蘸取 1% 醋酸溶液脱色。

7. 观察病损处染色情况，有蓝紫色着色的部位判断为阳性，无着色则判断为阴性。

【并发症及其处理要点】

少数患者会有刺激不适感，一般无须特殊处理。

【注意事项】

据文献报道，甲苯胺蓝染色检测上皮异常增生病损的灵敏度为 56.1%~95%（平均值 72.5%），特异度为 25%~74.1%（平均值 61.4%）。有溃疡或糜烂充血的部位有时会出现假阳性表现，少数会出现假阴性情况。可疑癌变或上皮异常增生的病损还需组织活检术明确诊断。

参考文献

[1] Giovannacci I, Vescovi P, Manfredi M, et al. Non-invasive visual tools for diagnosis of oral cancer and dysplasia: a systematic review. Med Oral Patol Oral Cir Bucal, 2016, 21(3): e305-15.

[2] Awan KH, Morgan PR, Warnakulasuriya s, et al. Assessing the accuracy of autofluorescence, chemiluminescence and toluidine blue as diagnostic tools for oral potentially malignant disorders: a clinicopathological evaluation. Clin Oral Investig, 2015, 19(9): 2267-2272.

[3] Pallagatti S, Sheikh S, Aggarwal A, et al. Toluidine blue staining as an adjunctive tool for early diagnosis of dysplastic changes in the oral mucosa. J Clin Exp Dent, 2013, 5(4): e187-91.

（胡晓晟）

第八节　VELscope 自体荧光检查

VELscope 是一种手持式的直接成像工具，全称为 Visual Enhanced Light scope。该方法以组织自身荧光成像原理为基础，以一定波长的蓝色光照射组织，会激发组织释放绿色荧光，通过过滤和成像装置可以在终端显像。

【典型表现】

典型表现见图 4-8-1 和图 4-8-2。

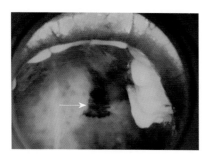 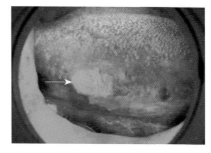

图 4-8-1　VELscope 显示色深，提示有癌变风险　　图 4-8-2　VELscope 显示苍白、灰绿色荧光，提示正常黏膜或未癌变

【适应证】

1. 口腔潜在恶性疾患，如口腔白斑病、口腔红斑病、扁平苔藓等有潜在恶性病变风险的疾病。

2. 怀疑癌变的口腔病损，如长期不愈且有癌变风险的溃疡、增生病损。

【禁忌证】

无明确禁忌证。

【方法】

1. 行口腔临床检查确定病损部位。

2. 按照 VELscope 说明书准备仪器。

3. 将检查室灯光调暗，关闭口腔治疗台灯光。

4. 检查者和受检者需戴护目镜。

5. 将仪器工作端对准受检部位，距离 8～10 cm，开启仪器开关。

6. 获得满意图像后，用仪器配套数码相机记录。

7. 关闭仪器开关。

8. 分析自体荧光图像，判断检查结果。若表现为苍白、灰绿色荧光，判读为阴性；若表现为荧光脱失的深色影像，判读为阳性。将检查情况记录存档。

9. 整理收纳仪器。

【并发症及其处理要点】

此检查为无创检查，一般无明显并发症。

【注意事项】

1. 检查过程中注意眼部防护。

2. 病损处有炎症充血时，检查可能会出现假阳性结果；角化程度重的鳞状细胞癌可能表现为假阴性结果。最新 Meta 分析结果显示其灵敏度为 86%，特异度为 72%，仍需进一步检查如活体组织检查明确诊断。

参考文献

［1］Cicciù M, Herford AS, Cervino G, et al. Tissue fluorescence imaging（VELscope）for quick non-invasive diagnosis in oral pathology. J Craniofac Surg, 2017, 28(2): e112-e115.

［2］Nagi R, Reddy-Kantharaj YB, Rakesh N, et al. Efficacy of light based detection systems for early detection of oral cancer and oral potentially malignant disorders：systematic review. Med Oral Patol Oral Cir Bucal, 2016, 21(4): e447-55.

［3］Ganga RS, Gundre D, Bansal S, et al. Evaluation of the diagnostic efficacy and spectrum of autofluorescence of benign, dysplastic and malignant lesions of the oral cavity using VELscope. Oral Oncol, 2017, 75: 67-74.

［4］Buenahora MR, Peraza-L A, Díaz-Báez D, et al. Diagnostic accuracy of clinical visualization and light-based tests in precancerous and cancerous lesions of the oral cavity and oropharynx: a systematic review and meta-analysis. Clin Oral Investig, 2021, 25(6): 4145-4159.

（胡晓晟）

第五章

常用治疗技术

第一节　局部湿敷

湿敷主要用于唇部干燥、结痂、糜烂等炎症性损害。可用漱口液或中药煎剂作湿敷剂，也可根据病情严重程度选用医用凡士林或糖皮质激素等作为湿敷后局部用药。

【适应证】

慢性唇炎、慢性盘状红斑狼疮、急性光化性唇炎、扁平苔藓的唇部病损等。

【禁忌证】

对于肿物类病损无效。

【方法】

唇红部湿敷操作程序如下：

1. 剪取与唇部病损部位大小相仿的消毒薄棉片。

2. 将棉片浸透湿敷剂。

3. 用镊子夹取浸透湿敷剂的棉片，将其小心覆盖于病损之上。

4. 用棉球适时蘸取杯中的湿敷剂滴在覆盖于病损的纱布上，使之保持湿润。

5. 根据痂皮薄厚不同，持续 10~20 分钟，待痂皮浸泡浮起后取掉棉片，用消毒棉签擦去泡软痂皮。

6. 在去掉痂皮的新鲜创面上涂敷油性制剂，或根据病情性质选用糖皮质激素类软膏或抗菌类软膏。

【并发症及其处理要点】

少数患者可能存在过敏情况，需要适当进行药物调整

【注意事项】

如果湿敷效果欠佳，可以考虑更换治疗方法，必要时活检进一步明确诊断。

参考文献

[1]中华口腔医学会. 临床技术操作规范：口腔医学分册（2017修订版）. 北京：人民卫生出版社，2017：78.

（韩　莹）

第二节　局部封闭

局部封闭通常使用糖皮质激素类药物及局麻药物，注射于患处黏膜下层，起到抗炎、止痛、促愈合作用。

【适应证】

1. 重型复发性阿弗他溃疡。

2. 长期不愈合的口腔扁平苔藓的糜烂性病损。

3. 肉芽肿性唇炎。

【禁忌证】

1. 对所注射药物过敏者。

2. 明确诊断为恶性溃疡者。

3. 患严重系统性疾病无法耐受注射者。

【方法】

根据病情和治疗方案选择适合的注射药物。

1. 注射药物　对于重型复发性阿弗他溃疡、扁平苔藓和盘状红斑狼疮，一般选择曲安奈德注射液或地塞米松注射液加利多卡因；对于结核性溃疡，可选择链霉素；肉芽肿性病损用药同深大溃疡。

2. 注射方法

（1）对于糜烂或溃疡病损，在病损边缘旁 5 mm 处的正常黏膜处选择进针点。黏膜消毒后，经进针点向病损基底下方进针，回抽无血后可缓慢推入药物。

（2）对于肉芽肿性唇炎病损，于肿胀唇组织边缘选择进针点，黏膜消毒后，经进针点向组织深部方向渐进式进针，回抽无血后推药直至注射药物达肿胀组织。

【注意事项】

1. 注射速度不宜太快，可边推药边进针，以减少疼痛。

2. 注射前应了解患者既往是否对拟注射药物有过敏及药物不良反应（例如链霉素所致耳聋），若有则不可应用此法。

3. 对糖尿病、胃溃疡、高血压、真菌感染、女性月经不调者等不宜长期局部注射糖皮质激素。

4. 对原因不明的慢性深大溃疡可进行诊断性治疗，但对于有癌变风险的病损则不宜用此法。对于注射后无明显疗效者，应及时分析原因或改用其他治疗方法。

参考文献

［1］中华口腔医学会. 临床技术操作规范：口腔医学分册（2017 修订版）. 北京：人民卫生出版社，2017：79.

第三节　激光治疗

激光通过对生物体产生热效应、光化学效应、机械效应及生物效应发挥作用，在口腔领域应用的光谱范围为 632.8 ~ 10 600 nm，包括 He-Ne 激光、Nd：YAG 激光、半导体激光、Er，Cr：YSGG 激光、Er：YAG 激光以及 CO_2 激光等。激光按能量高低不同分为高能量激光和低能量激光。高能量激光对机体产生不可逆的作用，常用于病灶的汽化、切割等；低能量激光主要起生物刺激性效用，不产生不可逆损伤，具有抗炎、促进组织生长及止痛作用等。

【适应证】

1. 口腔黏膜炎症性损害，如复发性阿弗他溃疡、创伤性溃疡、糜烂型口腔扁平苔藓、放射性口腔黏膜炎等。常使用低能量激光治疗，起到抗炎、促进创面愈合和止痛的作用。

2. 切除口腔黏膜良性肿物，如纤维增生、乳头状瘤、黏膜囊肿等，常使用高能量激光治疗。

3. 需激光治疗的其他口腔黏膜良性损害，如灼口综合征。

4. 需手术治疗的口腔白斑病和口腔扁平苔藓。

【禁忌证】

已明确诊断的口腔恶性肿瘤。

【方法】

1. 常规消毒。

2. 根据不同操作，无须麻醉或局部表面麻醉或浸润麻醉。

3. 根据病情选择合适的激光器和技术参数（表 5-3-1）。

4. 按说明书进行常规操作。

表 5-3-1　治疗口腔黏膜病常用激光

激光名称	波长（nm）	优缺点	应用
He-Ne 激光	632.8	技术成熟，输出稳定	主要用于放射性口腔黏膜炎的低能量激光治疗，也是光动力治疗的最佳光源
半导体激光	650～880	激光波长可在一定范围内调节，体积小，但输出谱线宽	常用于口腔黏膜病的低能量激光治疗，也可用于光动力治疗，但有效率相对较低
Nd: YAG 激光	1064	穿透深度达 8 mm，但能量分散，组织损伤大	多用于去除色素和血管瘤，亦常用于口腔黏膜病的低能量激光治疗
Er, Cr: YSGG 激光	2780	近水吸收峰（2950 nm），热损伤小	常用于口腔黏膜病的低能量激光治疗
Er: YAG 激光	2940	近水吸收峰（2950 nm），热损伤小	常用于口腔黏膜病的低能量激光治疗
CO_2 激光	10 600 nm	聚焦后能量高，中心点温度达 1000℃	常用于口腔黏膜病的高能量激光治疗，如病损的切割或切除

【并发症及其处理要点】

切割及局部照射后可能出现糜烂、溃疡、创面疼痛等情况。肿物切除后，根据具体情况选择是否缝合。

【注意事项】

激光治疗过程中的组织汽化会产生烟雾，应使用吸引器将有害气体排出体外。

参考文献

［1］中华口腔医学会. 临床技术操作规范：口腔医学分册（2017修订版）. 北京：人民卫生出版社，2017：80.

［2］Zecha JA, Raber-Durlacher JE, Nair RG, et al. Low level laser therapy/photobiomodulation in the management of side effects of chemoradiation therapy in head and neck cancer: part 1: mechanisms of action, dosimetric, and safety considerations. Support Care Cancer, 2016, 24(6):2781-2792.

［3］Zecha JA, Raber-Durlacher JE, Nair RG, et al. Low level laser therapy/photobiomodulation in the management of side effects of chemoradiation therapy in head and neck cancer: part 2: proposed applications and treatment protocols. Support Care Cancer, 2016, 24(6): 2793-2805.

［4］Al-Maweri SA, Javed F, Kalakonda B, et al. Efficacy of low level laser therapy in the treatment of burning mouth syndrome：a systematic review. Photodiagnosis Photodyn Ther, 2017, 17: 188-193.

［5］Dong Y, Chen Y, Tao Y, et al. Malignant transformation of oral leukoplakia treated with carbon dioxide laser: a meta-analysis. Lasers Med Sci, 2019, 34(1): 209-221.

［6］Amorim Dos Santos J, Normando AGC, De Toledo IP, et al. Laser therapy for recurrent aphthous stomatitis: an overview. Clin Oral Investig, 2020, 24(1): 37-45.

［7］Jajarm HH, Asadi R, Bardideh E, et al. The effects of photodynamic and low-level laser therapy for treatment of oral lichen planus: a systematic review and meta-analysis. Photodiagnosis Photodyn Ther，2018, 23: 254-260.

（李春蕾）

第四节　光动力治疗

光动力治疗主要是利用光敏剂、激发光及氧的参与，来达到治疗疾病目的的一种治疗方法。根据治疗目的不同，可以选择不同的光敏剂及相应的激发光。

【适应证】

1. 口腔潜在恶性疾患，如口腔白斑病、口腔红斑病、存在异常增生的扁平苔藓、增殖型口腔念珠菌病、尖锐湿疣口腔损害等。

2. 怀疑癌变的口腔病损，如可疑癌变的溃疡、增生病损。

【禁忌证】

1. 已经转移的口腔癌。

2. 经数次光动力治疗无效的患者。

3. 光敏剂过敏患者。

4. 因其他原因无法接受光动力治疗的患者。

【方法】

以外用 5- 氨基酮戊酸盐酸盐为例。

1. 配置 20% 的 5- 氨基酮戊酸盐酸盐溶液。

2. 棉片浸透药液贴敷于目标病损表面，局部隔湿（2 ~ 3 小时）。

3. 2 ~ 3 小时后，局麻下使用波长 630 ~ 650 nm 的光源照射。

4. 使得单位面积能量达到 100 J/cm^2。

5. 1 ~ 3 周后复查，评估病情后选择再次照射或定期观察。

【并发症及其处理要点】

术后往往出现溃疡疼痛，可以局部使用漱口水、止痛药及糖皮质激素药物缓解症状，促进愈合。

【注意事项】

1. 依病损面积，可以分次治疗。

2. 中、重度异常增生患者治疗期间如果出现持续不愈创面或触诊有硬结，应再次活检。

参考文献

［1］Jerjes W, Hamdoon Z, Hopper C. Photodynamic therapy in the management of potentially malignant and malignant oral disorders. Head Neck Oncol, 2012, 4: 16.

［2］Uehara M, Ikeda H, Nonaka M, et al. Predictive factor for photodynamic therapy effects on oral squamous cell carcinoma and oral epithelial dysplasia. Arch Oral Biol, 2011, 56(11): 1366-1372.

［3］Yu CH, Chen HM, Hung HY, et al. Photodynamic therapy outcome for oral verrucous hyperplasia depends on the clinical appearance, size, color, epithelial dysplasia, and surface keratin thickness of the lesion. Oral Oncol, 2008, 44(6): 595-600.

［4］Mostafa D, Tarakji B. Photodynamic therapy in treatment of oral lichen planus. J Clin Med Res, 2015, 7(6): 393-399.

［5］Han Y, Xu S, Jin JQ, et al. Primary clinical evaluation of photodynamic therapy with oral leukoplakia in Chinese patients. Frontiers in Physiology, 2019, 9: 1911.

（韩　莹）

第六章

常用药物

第一节　全身用药

一、维生素类

1.　维生素 A　可维持上皮组织正常功能，调节人体表皮角化过程，用于治疗角化异常疾病，如白斑、扁平苔藓。长期服用应注意肝损害。

2.　β-胡萝卜素　为维生素 A 的前体物质，可用于治疗白斑、盘状红斑狼疮等。长期服用可发生皮肤黄染。

3.　维生素 B_2　参与糖、蛋白质、脂肪的代谢，用于治疗唇炎、舌炎、口角炎。

4.　烟酸或烟酰胺　烟酸在体内转化为烟酰胺，参与辅酶 II 组成，有周围血管扩张作用，用于治疗糙皮病、舌炎及口炎。

5.　维生素 C　可增加机体对感染的抵抗力、抗过敏、刺激造血功能，用于治疗舌炎、过敏、贫血、出血性疾病等。

二、抗真菌药

1.　制霉菌素　属于多烯类抗真菌药，能与真菌细胞膜上的甾醇结合，使膜上形成微孔，改变细胞膜的通透性，引起细胞内物质外渗，导致真菌死亡，对念珠菌和隐球菌有抑制作用。成人剂量50 万~100 万 U，每日 3 次，饭后口含，连续使用 4 周。

2.　氟康唑　属于三唑类抗真菌药，抗真菌谱较广，通过抑制真菌细胞色素 P450 酶介导的 14α- 羊毛甾醇去甲基化，干扰真菌细胞的麦角固醇合成，导致麦角固醇缺乏，使真菌细胞生长受到抑制，对大多数种类的临床常见念珠菌（包括白念珠菌、近平滑念珠菌、热带念珠菌）有抗真菌活性。此药不经肝代谢，90% 以上由肾代谢，不良反应有胃肠道反应、皮疹、肝功能异常、低钾、白细胞减少。

三、抗细菌药物

1. 青霉素类　用于治疗革兰氏阳性菌感染，口腔黏膜糜烂继发感染、炎症明显者；肉芽肿性唇炎及某些特殊感染，如梅毒。

2. 氨基糖苷类　包括阿米卡星、庆大霉素等。多为广谱抗菌药，用于治疗革兰氏阴性杆菌、金黄色葡萄球菌造成的口腔内细菌感染。

3. 喹诺酮类　包括诺氟沙星、左氧氟沙星，具广谱抗菌作用，用于治疗口腔内细菌感染。

四、免疫抑制剂

（一）泼尼松

【适应证】

具有免疫抑制、抗炎、抗细胞毒、抗休克及抗增生等作用。用于治疗药物过敏性口炎、多形红斑、天疱疮、类天疱疮等自身免疫性疾病和过敏性疾病。

【用法和用途】

根据不同疾病及个体情况决定剂量和疗程，分为小剂量、中等剂量和大剂量。成人用泼尼松 30 mg/d 以下为小剂量，30～60 mg/d 为中剂量，60 mg/d 以上为大剂量。

1. 天疱疮　开始剂量 40～60 mg/d，旧病损消失、无新发病损时可减量。每 2～4 周减 5 mg，减至首次剂量的 1/2 时若发生反跳，应减慢减量速度，至 20 mg/d 时，每 4 周减 2.5 mg，直至 10 mg/d，维持 6～12 个月或更长时间；如病情稳定，无新病损出现，可每 4 周减 1.25 mg，直至减完。

2. 类天疱疮　开始剂量 30 mg/d，减量原则同天疱疮。

3. 盘状红斑狼疮　病损广泛且久治不愈者 15～30 mg/d，减量原则同天疱疮。

4. 多形红斑　开始剂量 30～40 mg/d，1 周后开始减量，2～3 周内减完。

5. 药物过敏性口炎　开始剂量 15～30 mg/d，每服用 3 天减首次剂量的 1/3。

6. 带状疱疹　病情较重、病损广泛、侵犯三叉神经第一支时考虑使用，开始剂量 30 mg/d，此后每 2 天减 5 mg。

7. 肉芽肿性唇炎　去除口内病灶、局部封闭无效时考虑使用，开始剂量 30 mg/d，病情控制后逐渐减量。

（二）环磷酰胺和硫唑嘌呤

【适应证】

用于多系统的自身免疫性疾病，如系统性红斑狼疮、白塞综合征、天疱疮和类天疱疮等。

【用法和用途】

可单独使用，或与糖皮质激素联用，以增强疗效，减轻其不良反应，减少复发。

环磷酰胺 50～100 mg/d，硫唑嘌呤 50～250 mg/d。

【毒副作用】

环磷酰胺和硫唑嘌呤有细胞毒性，使用时应检测血常规、血小板和肝功能等。

五、免疫调节剂

常用药物有左旋咪唑、胸腺激素、干扰素、转移因子、白芍总苷胶囊等。

【适应证】

增强机体的非特异性和特异性免疫反应，使不平衡的免疫反应趋于正常，用于治疗免疫缺陷病、慢性感染、肿瘤、某些自身免疫性疾病。

【用法和用途】

1. 左旋咪唑　每次 50 mg，每日 3 次，每周服用 3 天停 4 天，2～3 个月为一个疗程。

2. 胸腺肽　5～20 mg/d 或隔日，肌内注射，连续 4 周至 1 年。

3. 转移因子　1～2 U 肌内注射，每周 1～2 次，疗程 3 个月至 2 年。

4. 白芍总苷胶囊　每次 0.6 g，每日 3 次。

六、抗过敏药

常用药物有氯苯那敏、氯雷他定、西替利嗪等。

【适应证】

与组胺竞争受体，减少急性炎症的渗出，用于治疗多形红斑、药物过敏等。

【用法】

1. 氯苯那敏　每次 4 mg，每日 3 次。

2. 氯雷他定　每次 10 mg，每日 1 次。

3. 西替利嗪　每次 10 mg，每日 1 次。

【注意事项】

嗜睡、口干、胃肠道反应。

七、其他

羟氯喹

【适应证】

抗疟疾，有免疫抑制作用，用于治疗光化性唇炎及长期糜烂不愈的盘状红斑狼疮和扁平苔藓。

【用法】

首次剂量为每日 400 mg，分次服用。当疗效不再进一步改善时，剂量可减至 200 mg 维持。

【注意事项】

胃肠道反应、白细胞减少、药疹、角膜色素沉着斑、视网膜黄斑区损害、肝肾损害等。

参考文献

［1］高学军，沙月琴. 现代口腔内科学诊疗手册. 北京：北京医科大学出版社，2000：2.

［2］中华口腔医学会. 临床技术操作规范：口腔医学分册（2017 修订版）. 北京：人民卫生出版社，2017：79.

［3］张建中，高兴华. 皮肤性病学. 北京：人民卫生出版社，2015：6.

（郑利光）

第二节　局部用药

一、含漱液

（一）0.12% 氯己定溶液

【成分】

氯己定、纯化水。

【作用】

具广谱抑菌、杀菌作用，对革兰氏阴性和阳性菌均有作用，不易产生耐药性，毒性低，低浓度刺激性小，味苦，长期使用会使舌、牙染色。

【用法和用途】

用于治疗口腔黏膜溃疡、糜烂性病损及真菌感染。

含漱，每次 1~2 分钟，每日 3 次。

（二）复方氯己定含漱液

【成分】

氯己定、甲硝唑和纯化水。

【作用】

对革兰氏阳性和阴性球菌、厌氧菌以及真菌均有效。

【用法和用途】

用于治疗感染性口炎及糜烂、溃疡性损害和真菌感染，预防继发感染。

含漱，每次 1~2 分钟，早晚刷牙后含漱。

（三）0.1% 乳酸依沙吖啶溶液

【成分】

乳酸依沙吖啶、纯化水。

【作用】

染料类消毒防腐药，抑制革兰氏阳性和少数革兰氏阴性细菌繁殖，对组织无毒、无刺激。

【用法和用途】

用于口炎、唇炎患者的含漱或湿敷。含漱每日 2~3 次，每次 1~2 分钟；湿敷每日 2~3 次，每次 10~15 分钟。

（四）1% 聚维酮碘溶液

【成分】

聚维酮碘、纯化水。

【作用】

本品接触创面或患处后，能解聚释放出所含碘，发挥杀菌作用，对多种细菌、芽孢、病毒、真菌等有杀灭作用；对组织刺激性小，适用于皮肤、黏膜感染。

【用法和用途】

1. 用于治疗时，可用棉签蘸原液直接涂布于患处，一日 1~2 次。

2. 含漱消毒时，可将药液用凉开水稀释 1~2 倍，一次 5~10 ml，一日 2~3 次，每次含漱 1 分钟后吐出，半小时内不饮水和进食。

3. 用于活动义齿夜间浸泡清洁时，可将原液稀释 10 倍。

二、散剂

（一）口腔溃疡散

【成分】

青黛、枯矾、冰片。

【作用】

清热敛疮。用于治疗口腔溃疡。

【用法】

涂擦于患处，每日 2 ~ 3 次。

（二）冰硼散

【成分】

硼砂、冰片、玄明粉、朱砂。

【作用】

清热解毒，消肿止痛。用于治疗热毒蕴结所致的咽喉疼痛，牙龈肿痛，口舌生疮。

【用法】

吹敷于患处，每次少量，每日数次。

（三）锡类散

【成分】

象牙屑、青黛、壁钱炭、人指甲（滑石粉制）、珍珠、冰片、人工牛黄。

【作用】

解毒化腐。用于治疗咽喉糜烂、肿痛。

【用法】

吹敷于患处，每次少量，每日 1 ~ 2 次。

三、软膏剂

（一）曲安奈德口腔软膏

【成分】

曲安奈德。

【作用】

用于治疗口腔黏膜的急、慢性炎症，包括复发性阿弗他溃疡、糜烂型口腔扁平苔藓，以及口腔创伤性病损，如义齿造成的创伤性溃疡、剥脱性龈炎和口腔炎。

【用法】

挤出少量药膏（大约 1 cm），轻轻涂抹在病损表面使之形成薄膜，不要反复揉擦。最好在睡前使用，这样可以使药物与患处整夜接触。如果症状严重，每日须涂 2 ~ 3 次，以餐后为宜。

（二）他克莫司软膏

【成分】

他克莫司。

【作用】

用于治疗口腔扁平苔藓、盘状红斑狼疮、慢性唇炎、口腔白斑等。

【用法】

患处涂上一薄层本品，轻轻擦匀并完全覆盖，一天 2 次。

四、凝胶剂

复方甘菊利多卡因凝胶

【成分】

利多卡因、麝香草酚、洋甘菊花酊。

【作用】

1. 用于治疗牙龈、唇及口腔黏膜的炎症性疼痛。

2. 用于缓解乳牙和智齿萌出过程中所出现的局部症状及使用正畸矫治器所致的局部症状等。

3. 作为佩戴义齿后所出现的疼痛不适及刺激性和（或）过敏性反应的辅助性治疗。

【用法】

1. 治疗牙龈或口腔黏膜炎症性疼痛　每次涂约 0.5 cm 凝胶于疼痛或发生炎症的牙龈区，稍加按摩，一日 3 次。

2. 治疗与使用义齿有关的症状或病损　可用约豌豆大小的凝胶，涂抹于患处。

五、口含片

西吡氯铵含片

【成分】

西吡氯铵。

【作用】

口咽局部抗菌剂，用于口腔感染性疾病的辅助治疗。

【用法】

含化，一次 2 mg，一日 3 ~ 4 次。

参考文献

［1］高学军，沙月琴. 现代口腔内科学诊疗手册. 北京：北京医科大学出版社，2000：2.

［2］中华口腔医学会. 临床技术操作规范：口腔医学分册（2017 修订版）. 北京：人民卫生出版社，2017：79.

［3］张建中，高兴华. 皮肤性病学. 北京：人民卫生出版社，2015：6.

（郑利光）

索　引